Dr. med. Margarete Raida
Kursbuch der Vitamine

Inhalt

Katalysatoren helfend in die komplizierten chemischen Reaktionen im Körper ein, die im Falle eines Vitaminmangels empfindlich in Unordnung geraten können.

Bei der heute oft einseitigen und streßgeplagten Lebensweise ist in der Tat eine ausreichende Zufuhr nicht immer gewährleistet. Wir essen und trinken zwar viel, meistens sogar zuviel, aber ebensooft das Falsche. Leistungsminderung, Infektionsanfälligkeit und gesundheitliche Störungen, bis hin zu schweren Krankheitsbildern sind – wie gesagt – die Folge von Vitaminmangel. Und auch ein Zuviel kann ebenso schädlich sein wie ein Zuwenig!

Besonderen Nutzen wird, wie ich hoffe, der Teil meines Buches für Sie haben, der Ihnen Orientierungshilfen zur genauen und individuellen Feststellung Ihres persönlichen Vitaminbedarfs gibt. Es gilt das Motto: *Wenn auch nur eines fehlt, werden wir krank!* In einer Serie von dreizehn Tests können Sie über hundert Fragen beantworten, und aus den Antworten darauf ergibt sich dann Ihr möglicherweise vorhandener ganz spezieller Vitaminmangel oder Ihr individuelles Bedarfsprofil.

Mit umfangreichen Rezeptvorschlägen und den Übersichten »So viele Vitamine braucht der Mensch pro Tag« und »Auf einen Blick: alle Lebensmittel mit ihren Vitaminen« können Sie dann die für sich gewonnenen Erkenntnisse in die persönliche Ernährungspraxis mühelos umsetzen. Dazu wünsche ich Ihnen viel Erfolg!

1

Spät entdeckt und falsch benannt: die kalorienlosen Wunder

Was Magellan nicht wußte

Die Männer auf der »Trinidad« starben wie die Fliegen. Das spanische Schiff unter der Führung von FERNANDO DE MAGELLAN glich nach achtzehnmonatiger Irrfahrt durch die Weltmeere einem schwimmenden, stinkenden Sarg voller Ratten und faulender Lebensmittel. Der Tod hatte fast die gesamte Besatzung dahingerafft. Nur zweiundzwanzig Seeleute erreichten schwerkrank am 16. März 1521 einen Hafen auf den Philippinen.

Was FERNÃO DE MAGALHÃES, genannt MAGELLAN, vor seiner Weltumsegelung nicht wußte, war die folgenschwere Tatsache, daß die seinerzeit auf Segelschiffen übliche Nahrung einen gefährlichen Mangel hatte – sie enthielt kein Vitamin C. Es gab für die

Männer an Bord gewöhnlich nur Schiffszwieback, getrocknetes Fleisch und Hülsenfrüchte. Die Kost auf den Schiffen war zu einseitig. Die Folge: Skorbut! Diese auch als »Schiffskrankheit« bezeichnete Avitaminose (Vitaminmangelerkrankung) führt zu schweren Blutungen unter der Haut und im Körper, zu Zahnausfall und einer Schwächung der Abwehrkräfte. Die Störungen des Allgemeinbefindens können schließlich bis zur tödlichen Schwäche führen, wenn nicht rechtzeitig rettende Hilfe erfolgt.

Hilfe – das bedeutet in diesem Fall: Vitamin C. Die Besserung der an Skorbut Erkrankten stellt sich schnell ein, wenn die Kranken frisches Gemüse, Obst oder auch rohes Sauerkraut erhalten. In der englischen Marine besteht seit dem Jahre 1760 die Bestimmung, daß auf Schiffen Zitronen mitgeführt werden müssen.

Seit die Kartoffel als Massennahrungsmittel eingeführt wurde, kommt Skorbut übrigens nur noch sehr selten vor. Ihr hoher Gehalt an Vitamin C reichte sogar in den Hungerzeiten nach den beiden Weltkriegen aus, uns, unsere Eltern und Großeltern vor Skorbut zu bewahren.

Neben dem Vitamin C gibt es, wie heute jedermann weiß, noch eine ganze Reihe weiterer, lebenswichtiger Vitamine.

Doch was sind Vitamine eigentlich? Es sind lebensnotwendige Stoffe, die für den Stoffwechsel im Körper unerläßlich sind. Sie treten überall als Vermittler oder Aufbereitungssubstanzen auf. In die komplizierten chemischen Reaktionen des Körpers greifen sie helfend ein, ohne selbst Energielieferant zu sein!

Als hochmulekulare organische Verbindungen sind sie in pflanzlichen und tierischen Produkten zu finden. Eine ausreichende Zufuhr ist jedoch bei der oft einseitigen Ernährung und der streßgeplagten Lebensweise nicht immer gewährleistet. Leistungsminderung und gesundheitliche Störungen, Beeinträchtigungen der körpereigenen Immunabwehr bis hin zu schweren Krankheitsbildern treten bei ungenügender Vitaminzufuhr auf.

Kleinkinder, Jugendliche, schwangere und stillende Frauen, Leistungssportler und Männer in den »besten Jahren« benötigen vor allem vermehrt Vitamine, aber auch Menschen mit akuten und chronischen Erkrankungen, Raucher und Alkoholiker haben einen erhöhten Bedarf.

Und überall dort können die »kalorienlosen Ernährungswunder« dem Körper seine Leistungsfähigkeit erhalten helfen, Schädigungen rückgängig machen und Gesundheit und Wohlbefinden wiederherstellen, wenn die Nahrung vitaminreich ist. Deshalb sollte es Ihnen zur Selbstverständlichkeit werden, in Ihrem täglichen Speiseplan (auf den ich insbesondere im fünften Kapitel dieses Buches zurückkommen werde) auf genügend Vitamine zu achten, um sich an einem frischen Lebensgefühl erfreuen zu können.

Wie bereits im Vorwort erwähnt, nahm man früher fälschlich an, daß die Vitamine Eiweißstoffe seien. Daher stammt die Endsilbe *»-amin«* in ihrem Namen, die auf einen Eiweißbestandteil hindeutet. Dies ist irreführend, denn sie sind kein Eiweißstoff. Sie haben untereinander auch gar keine oder nur geringe chemische Verwandtschaft. Allen gemeinsam ist jedoch die Eigenschaft, eine Helferrolle beim Körperstoffwechsel zu spielen; daher hat man die ursprüngliche Sammelbezeichnung *»Vitamine«*, also *»Lebensamine«*, beibehalten.

Die Kenntnis von den Vitaminen hat eine lange Geschichte. Sie reicht bis um das Jahr 2000 vor Christus zurück. Um diese Zeit wußten Menschen im Westen Mexikos, Ägypter sowie Chinesen – und später um 150 vor Christus auch die Römer – von bestimmten nahrungsabhängigen Krankheiten und deren Heilungsmöglichkeiten.

Die Menschen in Mexiko hatten Kranke, die, wie man heute weiß, an Rachitis litten, und sie stellten die typische Skelettveränderung am menschlichen Körper bei Tonfiguren deutlich erkennbar dar.

In Ägypten beschrieb ein Papyrus verschiedene Krankheiten und für deren Behandlung geeignete Heilmittel, die reichlich Vitamine enthalten. Bei Darmbeschwerden und Hautgeschwüren zum Beispiel wurde der Schlamm des Bieres, das ist der Bodensatz des Bieres, gegeben. Er enthält reichlich Vitamine der B-Gruppe. Bei Nachtblindheit mußte Ochsen- und Hühnerleber gegessen werden; sie ist reich an Vitamin A.

In China empfahl das »Chinesische Drogenbuch«,

das als Medizinbuch galt, bei allgemeiner Schwäche die Ginsengwurzel; sie enthält viel Vitamin B_1 und B_2.

140 vor Christus stellte in Rom CATO DER ÄLTERE fest: Gemüse und Obst sind Heilmittel.

Erstes Wahrnehmen einer »gewissen Substanz«

Im siebzehnten Jahrhundert beschrieb der englische Arzt FRANCIS GLISSON erstmals die später der »Englischen Krankheit« zugeordneten Symptome der Rachitis, und man beobachtete, daß Lebertran eine heilende Wirkung ausübe (Vitamin D).

1754 waren es ein schottischer Schiffsarzt, JAMES LIND, und Jahrzehnte danach ein englischer Marinearzt, THOMAS TROTTER, die eine »gewisse Substanz« in Obst und Gemüse vermuteten, die Skorbut heilen könnte. Daraufhin wurden die englischen Schiffsbesatzungen angehalten, auf langen Fahrten ihren täglichen Speisezettel mit dem besonders wirksamen Sauerkraut aufzubessern.

1897 beobachtete ein holländischer Kolonialarzt auf Java, CHRISTIAN EIJKMANN, daß die Ursache einer bestimmten schweren Nervenerkrankung geschälter Reis sei. Es war eine Volksseuche, die in den Reisländern grassierte; sie ist heute unter dem Namen »Beriberi« bekannt. Eijkmann entdeckte in der Reiskleie den Wirkstoff, der die Krankheit verhindern kann (Vitamin B_1) und der natürlich dem geschälten Reis fehlt.

1912 stellte der britische Biochemiker FREDERIK G. HOPKIN fest, daß außer Eiweiß, Fetten und Kohlenhydraten sowie Salzen weitere »akzessorische Ernährungsfaktoren« in kleinen Mengen in der Nahrung enthalten sein müssen. Er konnte in der Milch Vitamin A und Vitamin B nachweisen. Später wurde der Antiskorbutfaktor gefunden und »Vitamin C« benannt. In rascher Folge wurden dann ab 1920 alle übrigen Vitamine entdeckt, als letztes 1948 Vitamin B_{12}.

Wo und wie Vitamine entstehen

Pflanzen und Mikroorganismen sind die wichtigsten Vitaminproduzenten:

In Pflanzen entstehen vorwiegend Provitamine. Es sind dies die Vorstufen von Vitaminen, die erst im tierischen oder menschlichen Organismus umgebaut werden und zu entsprechender Entfaltung kommen.

Mikroorganismen können aus bestimmten Nahrungsmitteln selbst Vitamine herstellen. So kann zum Beispiel im Dickdarm des Menschen durch körperfreundliche Bakterien Vitamin B gebildet werden. Der tierische Organismus speichert Vitamine, die im Fett, in den Organen sowie besonders in der Leber und im Fleisch deponiert werden.

Viele Vitamine können heute auch synthetisch hergestellt werden. Sie sind für jene Menschen unentbehrlich, deren Nahrung sie nur unzureichend mit Vitaminen versorgt oder die sie nicht optimal ausnützen können. Beim Verzehr von Gemüse, Obst und tierischen Produkten tritt die spezielle Wirkung der Vitamine rascher ein, weil sie sich im Verband ihrer natürlichen Gefährten, das sind Mineralien, Spurenelemente, Fett- und Aminosäuren, in ausgewogener Balance befinden.

Daher ist es das beste, wenn Sie Ihre Ernährung nicht auf wenige Lebensmittel beschränken, sondern sich auf breiter Basis ernähren und auf keine Lebensmittelgruppe verzichten.

Gestalten Sie Ihre Mahlzeiten so, daß von allen Vitaminen genügend darin enthalten sind. Der Rezeptteil am Ende des Buches wird Ihnen dabei helfen, er wird Sie ausführlich beraten und Ihnen auf einige besonders wirkungsvolle »Vitaminbomben« Appetit machen!

Die Vitamine werden üblicherweise mit einem Buchstaben bezeichnet und außerdem noch in *fettlösliche* (A, D, E, K) und *wasserlösliche* (B-Gruppe, C) *Vitamine* unterteilt. Diese Einteilung ist historisch begründet, hat jedoch nach wie vor eine gewisse Berechtigung. Denn: Vorkommen, Aufnahme, Speicherung und Ausscheidung hängen von der Löslichkeit eines Vitamins ab.

Fettlösliche Vitamine

Vitamin A beeinflußt und fördert den Kontakt zur Umwelt und schirmt gegen negative Einflüsse von außen ab.

Vitamin D stützt den Körper in seinem Inneren durch Hilfe bei Aufbau und Kräftigung des Knochenskeletts.

Vitamin K sorgt dafür, daß das Blut, eines der wichtigsten Transportvehikel im Menschen, in der richtigen Fließkondition bleibt.

Vitamin E schließlich wirkt harmonisierend und ausgleichend, ordnend und beruhigend. Es ermöglicht einen ruhigen Ablauf aller Körperfunktionen.

Der menschliche Organismus hat die Fähigkeit, zu viele fettlösliche Vitamine zu speichern und nicht auszuscheiden. Sie müssen daher nicht täglich zugeführt werden, obwohl der Körper sie immer braucht. Werden jedoch größere Mengen dieser Vitamine längere Zeit hindurch eingenommen, kann eine Hypervitaminose (Vitaminüberdosierung) auftreten, insbesondere als A- und D-Hypervitaminose, da der Körper die Vitamine deponiert.

Fleisch, Leber, Milch, Eier, Butter und Käse sind daher – im *Übermaß* genossen – nicht gerade bekömmlich, da die fettlöslichen Vitamine in diesen Nahrungsmitteln in höherer Konzentration vorkommen.

Wasserlösliche Vitamine

Vitamine der B-Gruppe, Vitamin C Sie haben eine Vermittler-, Transport- und Stoffwechselhelferfunktion innerhalb des ganzen Körpers.

Wasserlösliche Vitamine muß der Körper täglich aufnehmen, da er sie nicht speichern kann; sie sind aber unentbehrlich (essentiell). Zu große Mengen werden über die Nieren wieder ausgeschieden, daher kann bei den wasserlöslichen Vitaminen niemals eine Übersättigung (Hypervitaminose) auftreten.

Vitamine sind tatsächlich ein echtes Lebenselixier, denn die Natur hat ihr harmonisches Zusamenspiel wunderbar geregelt. Und ihre »Zauberwirkung« auf den gesamten Organismus können Sie besser verstehen, wenn Sie nun die Vitamine im einzelnen kennenlernen.

2

Vitamine von A bis ...

Wenn nur eines fehlt, dann sind wir krank

Wie Sie gesehen haben, erfüllt jedes einzelne der verschiedenen Vitamine im menschlichen Körper eine ganz bestimmte Funktion. Und genau wie nur alle Teilchen in einem Mosaik ein komplettes, harmonisches Bild ergeben, so braucht der Körper von jedem der Vitamine die entsprechend notwendige Menge. Wenn nur eines der lebenswichtigen Vitamine fehlt oder in nicht ausreichendem Maß vorhanden ist, dann werden wir krank – ähnlich einem komplizierten Bauwerk, das vom Einsturz bedroht ist, wenn an einer statisch wichtigen Stelle ein Baustein fehlt.

Auf den folgenden Seiten stelle ich Ihnen nun die einzelnen Vitamine ausführlich vor.

Die fettlöslichen Vitamine

Vitamin A

Hautschutzvitamin, Retinol, Axerophthol

Dieses Vitamin ist nicht nur im Alphabet das erste, sondern hat einen umfassenden Wirkungsbereich. Man könnte es sogar als »soziales Vitamin« bezeichnen, denn es beeinflußt vieles, was unserem Umweltkontakt förderlich ist.

Vitamin A wirkt besonders auf:

1. Augen
2. Haut und Schleimhaut
3. Gehör
4. Fortpflanzung
5. Wachstum, besonders Knochenwachstum
6. Immunitätslage und
7. verhindert Krebszellenwachstum.

Beschaffenheit

Provitamine, das sind die Karotine (unter anderem Betakarotine), zählen zu den am häufigsten vorkommenden Pflanzenfarbstoffen, die im Gemüse (Karotten, Spinat, Salat, Grünkohl, Löwenzahnblätter, Fenchel), in Früchten (Aprikosen, Tomaten, Pfirsichen, Hagebutten, Orangen, Kürbis, Paprika) und in tierischen Produkten (Niere, Leber, Milz, Butter, Lebertran) vorkommen.

Betakarotin wird im Dünndarm enzymatisch gespalten, verestert, vom Körper aufgenommen und zum Großteil als Vitamin A in der Leber gespeichert. Um ein Milligramm Vitamin A im Körper synthetisieren zu können, braucht der Mensch

- zwei Milligramm Betakarotin der Milch oder
- vier Milligramm Betakarotin aus pflanzlichen oder tierischen Fetten oder
- acht Milligramm Betakarotin aus gekochten Gemüsen oder Karotten (das allerdings in Fett zubereitet sein muß) oder
- zwölf Milligramm Betakarotin aus gekochten, passierten Karotten, das vom Darm aufgenommen und chemisch zu Retinol verwandelt wird.

Aus rohen, grob geschnittenen Karotten wird Betakarotin fast nicht resorbiert. Man muß sie fein schaben, um das Vitamin der Verdauung leichter zugänglich zu machen.

Vitamin A ist rein enthalten in Lebern von Fischen oder Säugetieren (Schafen), in Eiern und Milch.

Wirkung

Bedeutend ist die Wirkung von Vitamin A auf das *Auge*, beeinflußt es doch die ausreichende Produktion von Rhodopsin, des Sehpurpurs, der in der Netzhaut des Auges gebildet wird und für das Wahrnehmen von Licht (Hell-Dunkel-Sehen) unentbehrlich ist. Ist dieser Sehpurpur nicht ausreichend vorhanden, kommt es zur Nachtblindheit (Hemeralopie).

Eine andere Wirkung von Vitamin A auf das Auge besteht darin, die Horn- und Bindehaut zu schützen, damit ihre Zelloberfläche nicht matt und undurchsichtig wird (Xerophthalmie). Diese Schädigung der Zelloberfläche des Auges kann bei Anwesenheit hornhautauflösender Bakterien auch zur Hornhauterweichung (Keratomalazie) führen.

Die *Haut* würde durch Vitamin-A-Mangel an Schönheit einbüßen, da das Vitamin A der Verhornung und Akne (Pustelbildung) entgegenwirkt. Die Haare wären glanzlos und die Nägel brüchig.

Die *obere Zellschicht von Magen-, Darm- und Bronchialschleimhaut* wird von Vitamin A geschützt. Bei einem Mangel an Vitamin A werden diese Schleimhäute geschädigt: Durchfall, Mundschleimhautentzündung und Anfälligkeit gegenüber Bronchitis können die Folge sein. Da aber schon bei leichten Darmstörungen, bis hin zum Durchfall, die Vitaminaufnahme über den Darm gestört ist, kann man diesen verhängnisvollen Kreislauf nur durchbrechen, indem man Vitamin A injiziert. Danach kann mit einem Vitamin-A-reichen Nahrungsaufbau begonnen werden. Anleitungen dazu finden Sie im Rezeptteil des Buches.

Das *Gehör* ist – wie das Auge von seiner Netzhaut – von seinen Sinneszellen im Innenohr abhängig, die für ausreichendes und richtiges Hören von Stimmen,

Musik und Geräuschen verantwortlich sind. Fehlt Vitamin A, so kommt es zu falscher oder fehlender Klangwahrnehmung, besonders bei hohen Tönen.

Auch die menschliche *Fortpflanzung* wird durch Vitamin A beeinflußt. Es schützt die Keimdrüsen des Mannes und macht die Wege für die Samenzellen sowie bei der Frau diejenigen für die Eizelle durchgängig. Fehlt Vitamin A, kommt es beim Mann zur Verhornung des Hodenepithels und Verklebung des Samenstrangs und bei der Frau zur Verengung der Eileiter. All dies kann zur Sterilität führen.

Auf das *Knochenwachstum* nimmt Vitamin A Einfluß, indem es durch Begünstigung des Zellwachstums das Körpergrößenwachstum fördert und somit auch die Knochen länger und stärker werden. Bei zuwenig Vitamin A tritt ein Wachstumsstillstand ein.

Immunkörper, die den Körper bei der Abwehr krankheitserregender Substanzen unterstützen, werden mit Hilfe von Vitamin A vermehrt gebildet, da Vitamin A den Eiweißaufbau beeinflußt. Der Organismus wird mit Hilfe des Vitamins vor Schädigungen aus seiner Umwelt geschützt, dagegen ist er nur unzureichend geschützt, wenn kein Vitamin A im Körper vorhanden ist.

Nach neuesten Forschungen kann Vitamin A auch eine Schutzwirkung gegenüber *Krebs* ausüben. Britische Wissenschaftler haben nachgewiesen, daß es die Gefahr, an Krebs zu erkranken, erheblich senken kann. Andererseits konnte man beobachten, daß Menschen, die eine Vitamin-A-arme Diät einhalten und daher einen niedrigeren Vitamin-A-Blutwert hatten, leichter an Magen- und Darmkrebs erkrankten.

Gefahren der Überdosierung

An Vitamin-A-Hypervitaminose kann man erkranken, wenn man wahllos Vitaminpräparate einnimmt, ohne an Vitamin-A-Mangel zu leiden, außerdem wenn zu reichlich Leber, Eier, Milch, Fettkäse, in denen Vitamin A in höherer Konzentration gespeichert ist, gegessen werden.

Die akute Hypervitaminose äußert sich durch starke Kopfschmerzen, Schwindel, Übelkeit, Erbrechen und Mattigkeit. Bei chronischer Hypervitaminose treten Übererregtheit, Schlafstörungen, Appetitlosigkeit, Erbrechen, Hautabschürfungen, Haarausfall, Leberschwellung, Rißbildung an den Lippen und vermehrte Schweißsekretion auf. Nach Absetzen der zu hohen Vitamin-A-Einnahme bilden sich diese Erscheinungen meist wieder zurück.

Vitamin A in der Küche

Spinat sollte bald nach dem Einkauf zubereitet werden, denn die Karotine im grünen Blattgemüse oxydieren besonders leicht. Also nach dem Einkauf gleich garen, sonst sinkt der Vitamingehalt zu stark ab!

Lagerung

Soll frisch gekauftes Wurzelgemüse, hauptsächlich Karotten und rote Bete, längere Zeit eingelagert werden (bei Blattgemüse, wie Salat, Spinat, Grünkohl, ist dies wegen des raschen Vitamin-A-Zerfalls nicht ratsam), müssen Sie dieses kühl, licht- und luftgeschützt, möglichst in einem dunklen Keller, aufbewahren.

Auch Vitamin-A-haltige Früchte müssen dunkel und kühl lagern (Pfirsiche, Aprikosen, Orangen, Kürbis, Paprika, Tomaten).

Für kürzere Zeit kann man sie aber auch im Kühlschrank aufbewahren.

Waschen

Vor dem Kochen waschen Sie das Gemüse nur kurz und lassen es niemals länger im Wasser liegen, da dadurch die Vitamine ausgewaschen werden.

Wenn Sie Gemüse vor dem Kochen zerkleinern, achten Sie darauf, es nicht zu lange liegen zu lassen, denn die Karotine der geriebenen Karotten und anderer Wurzelgemüse oxydieren leicht, und dadurch gehen auch kostbare Vitamine verloren. Benutzen Sie zum Schneiden immer ein scharfes Messer, denn durch Beschädigung der Pflanzenfasern gehen auch Vitamin A und C verloren. Gemüse mit Vitamin A und den Karotinen soll rasch gekocht werden, sonst werden die Vitamine zerstört.

Früchte oder Gemüse sollten möglichst dünn geschält werden, da unter der Schale reichlich Vitamine vorhanden sind.

Beim Zubereiten gibt es einige wichtige Regeln, die man beachten sollte, wenn man eine vollwertige Kost auf den Tisch bringen will, bei der das Vitamin A möglichst erhalten bleibt:

Besser kurz und mit großer Hitze zubereiten, als lange und nur mäßig warm kochen!

Das Kochwasser von Blatt- und Wurzelgemüse enthält viel Vitamin A und auch andere wertvolle Vitamine und Mineralien; daher ist es sinnvoll und schmackhaft, wenn es als Suppe gegessen oder zum Aufgießen verwendet wird, wenn das gekochte Gemüse leicht legiert werden soll (mit Butter oder Öl oder Mehl eine Schwitze machen und dann mit Gemüsewasser aufgießen). Sie können den Gemüsesud auch trinken. Er schmeckt vorzüglich und ist außerdem noch gesund.

Vitamin-A-haltiges Gemüse, sei es Spinat, Grünkohl oder Karotten, oder als Gemüse zubereitete Früchte, wie Kürbis, Paprika und Tomaten, werden Sie sicher gerne öfter auf Ihren Speiseplan setzen. Es sollte jedoch mit gesättigtem Fett, das ist tierisches oder pflanzliches Neutralfett, zubereitet werden, denn nur so kann das Vitamin A unzerstört durch den Darm aufgenommen werden.

Ungesättigte Öle greifen das Vitamin beim Kochvorgang an. Sie zersetzen auch das Provitamin A, und dann kann die typische Vitamin-A-Wirkung nicht mehr eintreten.

Fette teilt man in zwei Hauptgruppen ein:

1. Neutralfette, das sind *gesättigte Fette* (Kochfette), die chemisch sehr beständig sind, da sie fast keine ungesättigten Fettsäurebestandteile haben und sich auch bei Hitze (Kochen) kaum verändern, zum Beispiel Schweineschmalz, Butter, Kokosfett, Erdnußöl (kaltgepreßtes Olivenöl hat mehr ungesättigte Fettsäuren als durch Hitze gewonnenes Olivenöl).

2. Ungesättigte Fette sind chemisch sehr leicht veränderbar, da ihre vorwiegend ungesättigten Fettsäurebestandteile Doppel- und Dreifachbindungen aufweisen. Sie reagieren daher sehr leicht mit ihrer Umgebung. Dazu gehören zum Beispiel Leinsamenöl, Sonnenblumenöl, Maiskeimöl. Für den Körper haben sie eine wichtige Funktion, vor allem beim Cholesterinabbau.

Salate machen Sie erst kurz vor dem Verzehr mit Marinade oder nur Öl und Salz an, sonst werden die Vitamine zerstört. Übrigens haben äußere Salatblätter mehr Kalzium und Eisen als die inneren. Auch als Saft kann Wurzelgemüse verarbeitet werden (Blattgemüse ist nicht ergiebig und liefert kaum einen Saft, im Gegenteil, durch Pressen würden die empfindlichen Blattzellen und damit auch das Vitamin A zerstört werden). Der schmackhafte Karottensaft, der stärkende und kräftigende Rote-Bete-Saft sind wirkungsvolle Energieanheizer. Eines ist jedoch sehr wichtig: Geben Sie immer einige Tropfen

Öl hinein, denn nur so kann das Vitamin A vom Körper aufgenommen werden.

Medikamente, die die Vitamin-A-Aufnahme stören oder verhindern können:

Der beste Vitaminspeiseplan ist nutzlos, wenn die Aufnahmefähigkeit des Körpers verringert oder lahmgelegt wird.

Appetitzügler – durch verringerte Nahrungszufuhr wird automatisch der Vitamingehalt erniedrigt.

Abführmittel mit Paraffinöl – Paraffinöl ist ein Mineralöl, das fettlösliche Vitamine binden kann. Da der Darm es aber nicht resorbiert (aufnimmt), wird Paraffinöl mit den daran gebundenen Vitaminen ausgeschieden.

Einzelne Antibiotika – denken Sie daran, wenn Sie Antibiotika nehmen, daß Ihre Vitaminzufuhr möglicherweise gestört wird.

Kortisonpräparate und
gewisse, die Flüssigkeitsausscheidung beeinflussende Medikamente – beide greifen in den Ablauf der chemischen Reaktionen des Vitamin A im Körper ein und stören ihn.

Bei insgesamt gesunden Menschen kann ein Vitamindefizit durch Anreichern des fehlenden Vitamins in der Nahrung ausgeglichen werden. Bei schwerem Mangelzustand muß man jedoch in erster Linie zu Vitaminpräparaten greifen.

Vitamin-A-Test

Testen Sie selbst, ob Sie genügend Vitamin A haben oder unter Mangelerscheinungen leiden.

Beantworten Sie folgende Fragen mit Ja oder Nein durch Ankreuzen:

1. Sehen Sie nachts, zum Beispiel auch beim Autofahren, schlecht?

   Ja O Nein O

2. Tränen Ihre Augen leicht?

   Ja O Nein O

3. Ist Ihre Haut rauh und schuppig?

   Ja O Nein O

4. Leiden Sie unter Akne?

   Ja O Nein O

5. Leiden Sie unter chronischer Bronchitis?

   Ja O Nein O

6. Haben Sie häufig Durchfälle?

   Ja O Nein O

7. Hören Sie besonders hohe Töne schlecht?

   Ja O Nein O

8. Verlieren Sie Gewicht?

   Ja O Nein O

9. Sind Sie anfällig gegenüber Infektionen?

   Ja O Nein O

10. Werden Sie leicht müde?

   Ja O Nein O

Wenn Sie alle Fragen mit Nein beantworten, ist Ihr Vitamin-A-Haushalt in Ordnung.

Wenn Sie mehr als fünf Fragen mit Ja beantworten, ist Ihre Vitamin-A-Lage bereits etwas gestört.

Wenn Sie alle oder fast alle Fragen mit Ja beantworten, denken Sie darüber nach, was Sie essen, denn Ihre Vitamin-A-Aufnahme ist völlig unzureichend.

Vitamin D

Calciferole, Ergocalciferol und Cholecalciferol

Dieses Vitamin hilft dem Körper beim Aufbau des Knochenskeletts und ist ein wahres Sonnenvitamin, denn es wird als einziges Vitamin vom Körper selbst in seiner Haut durch UV-Bestrahlung aus Vorstufen gebildet.

Vitamin D wirkt besonders auf:

1. Knochenaufbau
2. Kalzium- und Phosphatstoffwechsel
3. Nervensystem
4. Muskulatur.

Beschaffenheit

1. Das D_2 (Ergocalciferol) ist in Kakao, Fischleberöl, Schwämmen (in 100 g Steinpilzen, Champignons oder Morcheln sind 800 I. E. Vitamin D_2 enthalten) und in UV-bestrahlter Hefe vorhanden.
2. Das D_3 (Cholecalciferol) ist in Milch, Butter, Eidotter, Fischleber, Fischlebertran und in der Haut, nachdem sie mit UV-Licht bestrahlt wurde, zu finden.

Beide Vitamine sind empfindlich gegen Licht und Sauerstoff und üben ihre Wirkung gemeinsam als Vitamin D aus.

UV-Bestrahlung ist die nicht sichtbare ultraviolette Lichtstrahlung der Sonne.

Wirkung

Besondere Bedeutung hat Vitamin D für die *Knochenbildung.* Mit Beginn des Industriezeitalters, das immer mehr Menschen, zum Teil unter schlechtesten Lebensbedingungen, in die Städte trieb, wurden die negativen Auswirkungen der Landflucht deutlich. Die verarmten, in dunklen Wohnlöchern zusammengepferchten Menschen waren nur unzureichend ernährt und zeigten Mangelerscheinungen verschiedenster Art, von denen die Rachitis die auffälligste war. Schon beim Säugling sah man diese Knochenwuchsstörung, deren Ursache das Fehlen des Vitamins ist.

Das Vitamin ist bei der Aufnahme von *Kalzium* und *Phosphat* aus dem Darm behilflich und baut diese dann im Knochen ein. Bei Mangel an Vitamin D kommt es bei Säuglingen und Kleinkindern zu Glockenbrustkorb, O- oder X-Beinen, Zahnschäden und einer Neigung zu Knochenbrüchen. Bei Erwachsenen, deren Knochenwachstum bereits abgeschlossen ist, kann ein Zuwenig an Vitamin D eine Osteomalazie, eine Knochenerweichung durch Kalkentzug, herbeiführen. Es treten Schmerzen in den Schultern, im Brustkorb, in der Hüfte und in den Unterschenkeln auf, und man verspürt eine zunehmende Schwäche der Muskeln. Nach dem Klimakterium der Frau kann Osteomalazie Wirbelsäulenverkrümmung, Watschelgang und Brüche der Oberschenkel auslösen.

Auch der *Nervenstoffwechsel* benötigt zu seinem regulären Ablauf unter anderem Kalzium. Nimmt der Darm infolge Vitamin-D-Mangels zu wenig auf und ist dadurch der Blutkalziumspiegel erniedrigt, so kommt es zu Schreckhaftigkeit, erhöhter Reizbarkeit, Krämpfen im Gesicht und in den Extremitäten (Tetanie), bis hin zur Bewußtlosigkeit. Dieses schwere Geschehen ist in erster Phase nur durch

Kalziuminjektionen zu beherrschen, dann ist unbedingt Vitamin D zu geben.

Die arbeitende *Muskelzelle* braucht Vitamin D, das den Energiestoffwechsel beeinflußt und vermehrt Phosphat in den Muskel einbauen kann. Aufgetretene Müdigkeit kann behoben werden. Da Vitamin-D-Mangel zu starker Muskelschwäche führt, muß der Leistungssportler auf eine ausreichende Zufuhr achten. Vor allem, wenn nach einem langen Winter das intensivere Training wieder aufgenommen wird.

Hypervitaminose

Wenn ein Erwachsener täglich 100 000 I. E. (= Internationale Einheiten) und Kinder, je nach Alter, 20 000–40 000 I. E. Vitamin D etwa zwei Monate zu sich nehmen, tritt eine Hypervitaminose auf. Sie äußert sich in Kopfschmerzen, Appetitlosigkeit, Erbrechen, Schwäche, Gewichtsverlust, Fieber und Durst. Da zuviel Kalzium im Blut vorhanden ist, treten Kalkablagerungen in den Gefäßen, der Leber und den Nieren ein, die Harnausscheidung ist gestört, und die auftretende Harnvergiftung kann sogar tödlich enden. Die richtige Menge an Vitamin D ist daher *lebenswichtig* (Erwachsene brauchen bei normaler Ernährung im Durchschnitt 400 I. E. täglich).

Vitamin D in der Küche

Beim Einkauf von Vitamin-D-haltigen Nahrungsmitteln müssen Sie nicht soviel Vorsicht walten lassen, wie es bei Gemüse erforderlich ist.

Pilze sind beinahe das einzige am Markt erhältliche Produkt, und sie sind durch Champignonzucht zu allen Jahreszeiten im Handel zu bekommen. Nach einem warmen, feuchten Sommer ist der Herbstmarkt auch noch mit einem Angebot an Pfifferlingen, Steinpilzen und Morcheln überschwemmt.

Achten Sie jedoch darauf, daß sie frisch gesammelt wurden, denn durch längeres Liegen können sie ungenießbar werden. Achten Sie bei Morcheln auch auf die Caesiumwerte wegen der Bestrahlung nach der Katastrophe von Tschernobyl.

Lagerung

Wenn Sie Pilze trocknen wollen, müssen Sie sie putzen, dünn schneiden und an der Luft trocknen, dann können Sie sie luftdicht über ein Jahr lagern. Allerdings verlieren sie beim Trocknen 20 bis 30 Prozent ihres Vitamingehalts.

Heben Sie Milch nie im hellen Glasbehälter auf, sondern in einem dunklen Gefäß, sonst verliert sie Vitamin A und D durch Licht.

Waschen

Frische Pilze werden trocken geputzt, das heißt, die Erde wird mit einem Messer vom Stiel entfernt und dann nur kurz mit Wasser abgeschwemmt.

Beim Zubereiten gilt die Regel: kurz und sehr heiß und *nicht* lange und nur mäßig warm garen. Wenn Sie dem Gericht noch etwas Rahm zufügen, ist dies nicht nur sehr schmackhaft, sondern Sie haben damit auch tierisches Fett und Kalzium (aus der Milch) beigegeben, das für eine optimale Vitamin-D-Auswertung sehr wichtig ist. Um die Vitamin-D-haltigen Produkte zu verbessern, reichert man neuerdings mittels Bestrahlung durch UV-Licht den Vitamin-D-Gehalt von Margarine und Milch an.

Alle Vitamin-D-haltigen Lebensmitteln pflanzlicher und tierischer Art sollten am besten gedünstet werden (zugedeckt mit wenig Fett im eigenen Saft garen).

Im übrigen ist Vitamin D bei der Verwendung in der Küche nicht sehr empfindlich und relativ stabil. Bei Nierensteinen sollte es nur sehr sparsam aufgenommen werden. Bei erhöhtem Vitamin-D-Angebot wird Kalzium in der Niere abgelagert und die Steinbildung gefördert. Also meiden Sie Kakao, Pilze, Leber, Eidotter, Fischleber und große Mengen Milch.

Medikamente, die die Aufnahme stören oder verhindern können:

Der medikamentöse *Fettsenker* Cholestyramin.

Abführmittel auf Paraffinölbasis hemmen die Aufnahme von Vitamin D durch den Darm.

Magnesiumhaltige *Magensäurebinder* sollen nicht gleichzeitig mit Vitamin D gegeben werden.

Wasserausschwemmende Medikamente führen zur Hypokalziämie, verbunden mit Krämpfen.

Krampflösende Medikamente, wie sie etwa bei Epilepsie gegeben werden müssen, fördern den Abbau von Vitamin D in der Leber.

Vitamin-D-Test

Testen Sie sich selbst, ob Sie genügend Vitamin D haben oder unter Mangelerscheinungen leiden.

Beantworten Sie die folgenden Fragen mit Ja oder Nein durch Ankreuzen.

1. Halten Sie sich wenig im Freien, in der Sonne auf?

   Ja O Nein O

2. Wohnen Sie gerne in einer sonnenlosen, dunklen Wohnung?

   Ja O Nein O

3. Neigen Sie zu Krampfzuständen?

   Ja O Nein O

4. Sind Sie schreckhaft und leicht gereizt?

   Ja O   Nein O

5. Haben Sie X- oder O-Beine?

   Ja O   Nein O

6. Leiden Sie unter Muskelschwäche?

   Ja O   Nein O

7. Haben Sie Schulter-, Brustkorb- und Beinschmerzen?

   Ja O   Nein O

8. Verkrümmt sich Ihre Wirbelsäule?

   Ja O   Nein O

9. Neigen Sie zu Knochenbrüchen?

   Ja O   Nein O

10. Essen Sie Pilze und Fische, vor allem Leber ungern?

    Ja O   Nein O

Wenn Sie alle Fragen mit einem Nein beantworten, dann besteht keine Gefahr eines Vitamin-D-Mangels.

Wenn Sie drei bis fünf Fragen mit Ja beantworten, ist Ihre Vitamin-D-Situation leicht gestört.

Wenn Sie sieben bis zehn Fragen mit Ja beantworten, leiden Sie unter einem bedenklichen Vitamin-D-Mangel. Sie sollten schnellstens etwas dagegen tun!

Vitamin E

Fruchtbarkeitsvitamin, Tokopherol, Tokotrienol (*tocein* = griech. gebären)

Die frühere Bezeichnung »Fruchtbarkeitsvitamin« ist nicht ganz zutreffend. Die Fortpflanzungsfähigkeit konnte bisher nur in Tierversuchen durch Vitamin-E-Gaben beeinflußt werden. Das Vitamin ist jedoch beim Menschen mitverantwortlich für die Funktion der männlichen Keimdrüsen und einen normalen Schwangerschaftsverlauf der Frau.

Vitamin E wirkt besonders auf:

1. Zelloberflächen (Membranen)
2. Blut
3. Blutgefäße
4. Enzymreaktionen (Prostaglandinbildung und Hormonausschüttung der Keimdrüsen)
5. Nerven
6. Muskeln
7. Bindegewebe
8. Haut
9. gegen krebserregende Substanzen.

Beschaffenheit

Vitamin E ist der Sammelname für Tokopherole und Tokotrienole mit dem wichtigsten Vertreter α-Tokopherol. Vitamin E ist in der Natur in nahezu allen grünen Blattpflanzen zu finden. In Nahrungsmitteln kommt es daher im Blattgemüse sowie besonders reichlich in Mais, Reis, Weizen, Getreidekeimlingen, Hafer und Vollkornprodukten vor. Auch mit tierischen Produkten – Fleisch, Fett, Innereien, Butter, Eier – ist eine Vitamin-E-Zufuhr möglich.

Tokopherolazetat, das in der Natur nicht vorkommt, gewinnt man bei industrieller Massenherstellung von Vitamin E aus den natürlichen Produkten. Es zeigt die gleiche Eigenschaft wie Vitamin E.

Wirkung

Die Wirkung auf die *Zelloberfläche* besteht in der wichtigen Eigenschaft des Vitamin E, eine Oxydation und damit eine gravierende Veränderung mancher Substanzen zu verhindern (Antioxydans).

Die Zelloberfläche wird durch Vitamin E einerseits geschützt, und andererseits ist Vitamin E auch behilflich, viele Nähr- und Abbaustoffe ein- oder auszuschleusen. Sogar die Natur selbst bedient sich dieser Fähigkeit des Vitamin E, denn im Samenkorn und in pflanzlichen Ölen mit hohem ungesättigtem Fettsäuregehalt, die alle leicht oxydieren, ist eine höhere Konzentration an Vitamin E zu finden. Fehlt es, kommt es leichter zu Erschöpfungszuständen.

Blutarmut kann wegen Vitamin-E-Mangels beim Frühgeborenen durch eine Zersetzung der roten Blutkörperchen (Hämolyse) auftreten. Auch Kinder mit zu geringer Eiweißnahrung und gleichzeitigem Vitamin-E-Mangel können blutarm werden.

Die *Blutgefäßwände* mit ihren Innenwänden neigen schon bei leichter Schädigung zu Ablagerungen von Cholesterin und Kalk. Der Membranschutz von Vitamin E kann die Blutgefäße vorbeugend intakt halten und dadurch Arteriosklerose verhindern oder verzögern. Auch die Fließeigenschaft des Blutes wird durch Vitamin E gebessert.

Viele *Enzyme, Hormone* und *Vitamine,* besonders Vitamin A, verdanken dem Vitamin-E-Schutz ihre störungsfreie Funktion. Durch seine starke, vor Oxydation schützende Funktion bei Stoffwechselabläufen und wegen der Hilfestellung bei der Bildung des Gewebshormons Prostaglandin kann Vitamin E den Schwangerschaftsverlauf positiv beeinflussen. Bei der enzymatischen Bildung (Synthese) von Prostaglandinen (die beim Erweitern und Verengen der Blutgefäße, der Bronchien, des Darms und bei der Hormonausschüttung sehr wichtig sind) ist Vitamin E wichtig.

Mangelt es an Vitamin E, treten leichte Beinkrämpfe und Muskelkater auf, das Hormonangebot der männlichen Keimdrüsen ist zu gering, und bei einer Schwangerschaft könnten Störungen auftreten.

Der *hochempfindliche Nervenstoffwechsel* benötigt ebenfalls Vitamin E. Fehlt es, kann es zu Kleinhirn- und Rückenmarksdegenerationen sowie Gesichtsfeldausfällen beim Sehen kommen.

Die *Muskelarbeit* wird durch Vitamin E gefördert, bei einem Fehlen kann Muskelverminderung (Dystrophie) auftreten.

Vitamin E hilft beim Aufbau und der Aufrechterhaltung der Funktion des gesamten *Bindegewebes.* Es sorgt für die Elastizität und die Stärke dieses Gewebes und beugt damit einer Erschlaffung vor.

In neuerer Zeit wurde festgestellt, daß Vitamin E auch, wie das Vitamin A, der *Haut* zu mehr Frische und Schönheit verhelfen kann und eine Faltenbildung verzögert. Es heilt auch Verbrennungen und kann in Hautcremes als Heilsalbe und Kosmetikum verwendet werden.

Als letzte, aber nicht unwichtige Eigenschaft hat man bei Vitamin E auch die Möglichkeit, *krebserzeugende Substanzen* zu unterdrücken, festgestellt.

Hypervitaminose

Eine Überdosierung mit Vitamin E konnte bisher nicht beobachtet werden.

Vorsicht bei gleichzeitiger Einnahme eines *Digitalispräparats.* Hohe Vitamin-E-Gaben können die Wirkung verstärken, so daß die Digitalismenge verringert werden muß.

Vitamin E in der Küche

Die Vitamin-E-haltigen Blattgemüse, wie Brokkoli, Rosenkohl und Spinat, und auch die ungesättigten Fette, wie Weizenkeimöl, Maiskeimöl, Sonnenblumenöl, die Sie in Ihrer Küche verwenden wollen, sind hitze- und sauerstoffempfindlich. Also möglichst rasch nach Hause tragen (außerdem verwelkt Blattgemüse leicht und büßt an Gehalt und Geschmack ein), das Öl kühl und dunkel aufbewahren und das Gemüse gleich garen.

Lagerung

Vitamin-E-haltige Getreideprodukte, wie Reis, Vollkornflocken, Mais, Sojabohnen und Nüsse, können Sie dunkel und luftdicht verpackt lagern.

Zubereitung

Brokkoli, Rosenkohl und Spinat werden am besten immer gleich nach dem Zubereiten gegessen; wärmen Sie das Gemüse nicht auf, es verliert durch Oxydation seinen Gehalt an Vitamin E.

Bei Salaten können Sie reichlich die für den Cholesterinhaushalt wichtigen »gesunden Öle« (ungesättigte Öle, Sonnenblumenöl, Sojaöl, Weizenkeimöl) verwenden. Salat wird ja roh gegessen, so daß die Öle ihren vollen Wirkungsgehalt, der durch Erwärmen zerstört würde, einbringen können.

Medikamente, die die Aufnahme des Vitamins stören oder verhindern können:

Neomycin – ein Antibiotikum.

Cholestyramin – ein Präparat, das den Cholesterinspiegel senkt.

Paraffinölhaltige Abführmittel können die Aufnahme des Vitamin E aus dem Darm stören.

Sauerstoff kann es oxydieren und damit unwirksam machen.

Vorsicht!

Blutgerinnungshemmende Stoffe können durch hohe Vitamin-E-Dosen verstärkt werden.

Vitamin-E-Test

1. Haben Sie öfter kalte Hände oder Füße?

   Ja O Nein O

2. Haben Sie ein schlaffes Bindegewebe?

   Ja O Nein O

3. Sieht Ihre Haut trotz Pflege fettig aus?

   Ja O Nein O

4. Heilen Verletzungen bei Ihnen mit unschöner Narbenbildung?

   Ja O Nein O

5. Treten bei Ihnen leicht Wadenkrämpfe und Muskelkater auf?

   Ja O Nein O

6. Sind Sie leicht erschöpft?

   Ja O Nein O

7. Essen Sie ungern Nüsse?

   Ja O Nein O

8. Essen Sie wenig Salat mit Maiskeim- oder Sonnenblumenöl?

   Ja O Nein O

9. Verschmähen Sie Vollkornprodukte, besonders Brot?

   Ja O Nein O

10. Nehmen Sie oft paraffinölhaltige Abführmittel?

    Ja O Nein O

Haben Sie alle Fragen mit Nein beantwortet, können Sie beruhigt sein. Ihr Körper erhält genügend Vitamin E.

Können Sie nur weniger als die Hälfte der Fragen

mit Nein beantworten, wird es Zeit, sich über Vitamin E zu informieren.

Müssen Sie alle oder fast alle Fragen mit Ja beantworten, ist es notwendig, zusätzlich ein Vitamin-E-Präparat einzunehmen.

Vitamin K

blutstillendes Vitamin, K_1 = Phytomenadion, K_2 = Menachinon

Dieses Vitamin hat einen begrenzten Wirkungsbereich, dennoch ist sein Vorhandensein »lebenswichtig«, da es über die ausgewogene Fließeigenschaft des Blutes wacht und Blutungen verhindert.

Vitamin K wirkt besonders auf:

Blutgerinnung.

Beschaffenheit

K_1, das *Phytomenadion,* wird in Pflanzen gebildet, zum Beispiel in grünem Blattgemüse, wie Spinat, Kohl, Alfalfa (Luzerne), Brennessel, aber auch in Kartoffeln, Früchten wie Hagebutten, Erdbeeren und Tomaten.

K_2, das Menachinon, kann im Dickdarm durch Kolibakterien gebildet werden.

Wirkung

Vitamin K ist an der Bildung der Gerinnungsfaktoren des Blutes in der Leber beteiligt, vor allem von Prothrombin. Ohne Vitamin K können diese wichtigen Moleküle nicht gebildet werden. Da zur Aufnahme des Vitamins aus dem Darm Gallensäuren nötig sind, ist eine gesunde Leber Voraussetzung für eine ausreichende Menge Vitamin K im Körper.

Blutungen können auftreten:

1. *Bei ungenügender Aufnahme* von Vitamin K aus der Nahrung. Ursache kann eine Darmentzündung sein, die die Bildung von Vitamin K_2 durch Kolibakterien stört. Oder es besteht eine Gallenerkrankung, bei der durch Resorptionsstörung das fettlösliche Vitamin vom Körper nicht aufgenommen werden kann. Ohne Vitamin K treten in allen Organen und Geweben kleinste bis stärkere Blutungen auf. An der Haut ist dies durch »blaue Flecken« erkennbar.

2. *Bei Erkrankung der Leberzellen* und damit Störung der gesamten biochemischen Tätigkeit, da die Leber auch die Gerinnungsfaktoren aufbaut.

3. *Bei Therapie mit Marcumar,* einem Medikament, das nach Herzinfarkt oder nach Operationen für längere Zeit gegeben werden kann, um eine Blutgerinnselbildung zu verhindern. Es ist ein Antikoagulans, ein die Blutgerinnung verzögerndes oder hemmendes Mittel.

4. *Bei Frühgeburten* kann es zu Blutungen kommen, da das Enzymsystem der Leber noch nicht ganz entwickelt ist.

Hypervitaminose

Überdosierung an Vitamin K durch die Ernährung ist nicht möglich. Eine überhöhte Dosis von Vitamin-K-Präparaten ist nur bei Neugeborenen und Säuglingen bedenklich, da die Leberenzyme noch nicht genügend ausgebildet sind und Vitamin K die Leberenzyme überfordert.

Vitamin K in der Küche

Da Vitamin K in Pflanzen, vor allem in grünem Blattgemüse, das leicht welkt, vorhanden ist, muß man darauf achten, möglichst frisches Gemüse zu kaufen (und zwar Spinat und Kohl) und es am selben Tag noch zuzubereiten.

Auch Früchte, wie Tomaten und Erdbeeren, oder tierische Produkte, wie Herz, Leber, Eier und Milch, enthalten Vitamin K in geringen Mengen.

Da Vitamin K zu den fettlöslichen Vitaminen gehört, sollte beim Kochen immer ein wenig Öl verwendet werden, damit das Vitamin auch wirklich aufgenommen werden kann.

Im übrigen ist es gegenüber Luft und Hitze oder anderen Einflüssen stabil.

Medikamente, die die Aufnahme oder Wirkung stören oder verhindern können:

1. *Gerinnungshemmende Medikamente,* wie Marcumar.
2. *Salizylate,* wie sie zum Beispiel in Aspirin vorhanden sind, hemmen die Vitamin-K-Wirkung.
3. *Paraffinölhaltige Abführmittel* stören die Resorption.
4. *Antibiotika* und *Sulfonamide* stören und verändern die Darmbakterien, und das Vitamin K_2 kann im Darm nicht gebildet werden.

Vitamin-K-Test

1. Bemerken Sie öfter auf Ihrer Haut blaue Flekken?

   Ja O Nein O

2. Leiden Sie unter einer Darmentzündung?

   Ja O Nein O

3. Haben Sie eine Gallenblasenentzündung oder Gallensteine?

   Ja O Nein O

4. Leiden Sie an einer akuten oder chronischen Lebererkrankung?

   Ja O Nein O

5. Nehmen Sie häufig Salizylpräparate ein?

   Ja O Nein O

6. Verwenden Sie öfter Abführmittel mit Paraffinöl?

   Ja O Nein O

7. Müssen Sie wegen einer Entzündung Antibiotika nehmen?

   Ja O Nein O

8. Haben Sie eine Erkrankung, die die Einnahme von Sulfonamiden erfordert?

   Ja O Nein O

9. Essen Sie ungern grünes Blattgemüse?

   Ja O Nein O

10. Müssen Sie Marcumar einnehmen?

    Ja O Nein O

Wenn Sie alle oder fast alle Fragen mit Nein beantwortet haben, brauchen Sie nicht befürchten, Blutungen zu bekommen.

Wenn Sie nur die Hälfte der Fragen mit Nein beantwortet haben, sollten Sie überlegen, ob alle Ihre Medikamente nötig sind, die Sie einnehmen.

Beantworten Sie alle Fragen mit Ja, ist Ihr Vitamin-K-Haushalt sicher sehr bedenklich.

Die wasserlöslichen Vitamine

Die Vitamine der B-Gruppe

Zu den Vitaminen der B-Gruppe gehören acht Vitamine:

Vitamin B_1 – Thiamin, Aneurin
Vitamin B_2 – Riboflavin, Lactoflavin
Vitamin B_3 – Nikotinsäure, Niacin
Vitamin B_5 – Pantothensäure
Vitamin B_6 – Pyridoxin
Vitamin B_{12} – Cobalamin
Vitamin B_c – Folsäure
Vitamin H – Biotin

Die Wirkungen aller B-Vitamine überschneiden sich, ergänzen sich und sind miteinander verwoben. Dennoch hat jedes B-Vitamin eine Hauptaufgabe im Körper zu bewältigen, die es charakterisiert und von den übrigen unterscheidet.

Hauptaufgabe von Vitamin B_1 zum Beispiel ist der Kohlenhydratstoffwechsel,

von Vitamin B_2 die Sauerstoffübertragung und damit Zellatmung,

von Vitamin B_3 Niacin der Abbau von Kohlenhydraten, Fett und Eiweiß,

von Vitamin B_5 Pantothensäure die Energielieferung und der Aufbau bedeutender Körpersubstanzen und von Vitamin B_6 der Eiweißstoffwechsel.

Vitamin B_1

Thiamin, Aneurin, früher wurde es Antiberiberifaktor genannt.

Wie schon erwähnt, konnte CHRISTIAN EIJKMANN 1897 auf Java Schädigungen durch den Verzehr von geschältem Reis beobachten, die schwere Nerven- und Herzerkrankungen hervorriefen. Die erkrankten Personen entwickelten durch Nervenstörungen einen eigenartigen, den Bewegungen der Schafe ähnelnden Gang; daher nannte man die Erkrankung »Beriberi«, das heißt Schafsgang.

In der Reiskleie fand sich ein Wirkstoff, der diese Schädigungen rückgängig machen konnte. Erst 1911 isolierte der in Warschau geborene Biochemiker CASIMIR FUNK eine wasserlösliche, stickstoffhaltige Antiberiberisubstanz und nannte sie Vitamin B_1.

Das Vitamin B_1 spielt im Kohlenhydratstoffwechsel eine wichtige Rolle. Gemeinsam mit Phosphor ist es Bestandteil vieler Enzyme, der Stoffwechselhelfer, die aus Eiweiß und einer zweiten Substanz bestehen, in diesem Fall dem Vitamin B_1.

Vitamin B_1 wirkt besonders auf:

1. Herz
2. Nerven
3. Gehirn
4. Muskeln

5. Appetit
6. Verdauung
7. Gemütszustand.

Beschaffenheit

Vitamin B_1 kann als Thiamin vorkommen und ist besonders in Weizenkeimen, Vollkorn, Roggenkeimen, Haferflocken, Kartoffeln, Erdnüssen, den meisten grünen Gemüsesorten, auch Fenchel und Artischocken, Hülsenfrüchten und in tierischen Produkten (Leber, Niere, Herz, Hirn) und besonders im Schweinefleisch zu finden.

Vitamin B_1 kann durch eine Phosphorverbindung zum Koenzym werden. In dieser phosphorylierten Form ist es an drei wichtigen Kohlenhydratumänderungen im Körper beteiligt, so am komplizierten, energieliefernden Um- und Abbau des Zuckers.

Wirkung

Am *Herz* führt der Vitamin-B_1-Mangel zur Erweiterung, zum unregelmäßigen Herzschlag, zu Wasseransammlungen und zu Atemnot, die durch Vitamin-B_1-Gabe und Bettruhe wieder gebessert werden können.

Vitamin-B_1 ist wichtig für die richtige Funktion der Beinmuskeln. Bei einem Fehlen kann es durch *Nervenschädigungen* zu Bewegungsstörungen, Empfindungs-(Sensibilitäts-)störungen, Krämpfen oder

Lähmungserscheinungen kommen, bis hin zum *Muskelschwund.* Das kann zur Beriberikrankheit führen. Die Arme sind von diesen Nervenstörungen und Muskelkrämpfen weniger leicht betroffen.

Das Gehirn braucht zu seiner Arbeit Zucker und daher auch Vitamin B_1. Bei einem schweren akuten Mangel können Verwirrtheit, unverständliches Sprechen und schwere Sehstörungen auftreten. Wird nicht reichlich Vitamin-B_1 gegeben, kann dies sogar tödlich enden.

Appetitlosigkeit ist ein auffallendes Merkmal des Thiaminmangels, möglicherweise hängt sie mit einem direkten Einfluß auf das Appetitzentrum im Gehirn zusammen. Ein Vitamin-B_1-Mangel äußert sich auch in Durchfällen oder Verstopfungen. Gepaart mit Appetitlosigkeit ist dann natürlich eine Gewichtsabnahme unausbleiblich.

Der Gemütszustand wird durch zu wenig Vitamin B_1 beeinträchtigt, Depressionsneigungen, aber auch Nervosität, Mattigkeit, Gedächtnisschwäche und Schlafstörungen können auftreten.

Hypervitaminose

Normalerweise ruft das wasserlösliche Vitamin B_1 keine Überdosierungserscheinungen hervor, da es bei einem Überangebot wieder ausgeschieden wird. Bei intravenösen Injektionen traten vereinzelt Schockzustände auf.

Vitamin B_1 in der Küche

Einkauf

Sie sollten einen Metzger Ihres Vertrauens haben, um stets frische Innereien , wie Leber, Niere, Herz, Hirn und auch Schweinefleisch, zu bekommen. Bei Getreideprodukten ist die dunkle und trockene Aufbewahrung im Geschäft wichtig.

Lagerung

Die Lebensmittel sollten licht- und feuchtigkeitsgeschützt aufbewahrt werden, damit kein Vitamin-B_1-Verlust eintritt. Fleisch und Innereien gehören ohnehin in den Kühlschrank.

Beim Braten oder Grillen von Fleisch oder Innereien können durch zu große Hitze etwa 50 Prozent an Vitamin B_1 verlorengehen. Ansonsten ist das Vitamin B_1 relativ stabil.

Spargel ist sehr Vitamin-B_1-reich; trinken Sie das Kochwasser, denn der Gemüsesud ist sehr gehaltvoll; und das Spargelwasser wirkt auch harntreibend.

Auch Fenchel ist besonders reich an Vitamin B_1, und gedünstet wird er Ihnen vorzüglich schmecken.

Artischockensaft aus dem Reformhaus ist ein gutes Lebermittel und enthält viel Vitamin B_1.

Medikamente, die die Aufnahme von Vitamin B_1 stören oder verhindern können:

Magensäurehemmende Medikamente und Alkohol stören die Aufnahmen von Vitamin B_1.

Vitamin-B_1-Test

1. Essen Sie viele Süßigkeiten?

   Ja ⊗ Nein O

2. Leiden Sie unter Beinkribbeln und Beinkrämpfen?

   Ja ⊗ Nein O

3. Ermüden Sie bei längerem Gehen und spüren eine Schwäche der Muskeln?

   Ja ⊗ Nein O

4. Sind Sie appetitlos?

   Ja O Nein ⊗

5. Essen Sie keinen Naturreis?

   Ja ⊗ Nein O

6. Sind Sie matt, nervös und haben Schlafstörungen?

   Ja O Nein O

7. Haben Sie unregelmäßigen Puls, Atemnot und Wasseransammlungen (Ödeme)?

   Ja O Nein O

8. Besteht Ihr Essen fast nur aus Kohlenhydraten?

   Ja O Nein O

9. Müssen Sie magensäurehemmende Medikamente einnehmen?

   Ja O Nein O

10. Trinken Sie reichlich Alkohol?

    Ja O Nein O

Wenn Sie alle oder fast alle Fragen mit Nein beantwortet haben, gehören Sie möglicherweise schon zu den Menschen, die das »Kleievitamin« auch gern in seinem Urzustand, nämlich als Vollkorn, verzehren.

Beantworten Sie die Hälfte der Fragen mit Nein, droht ein Vitamin-B_1-Mangel. Bei Beantwortung aller Fragen mit Ja sollten Sie sich Vitamin-B_1-Tabletten besorgen und Ihre Ernährung umstellen.

Vitamin B_2

Lactoflavin, Riboflavin

Das Vitamin B_2 gehört als ein stickstoffhaltiger, gelbgrün fluoreszierender Farbstoff zu der großen Gruppe der Flavine. Es ist Bestandteil des gelben Warburgschen Atmungsferments, das bei energieliefernden Oxydationsprozessen in der Zelle von großer Bedeutung ist. Lactoflavin ist ein Helfer beim Fett-, Eiweiß- und Kohlenhydratstoffwechsel.

Vitamin B_2 wirkt auf:

1. Wachstum
2. Haut
3. Augen
4. Blutbildung.

Beschaffenheit:

Riboflavin kann frei vorkommen und ist besonders reichlich in Milch, Käse, Eiern, Nieren, Leber und Fleisch, aber auch in geringem Anteil in Getreide, Gemüse und Obst vorhanden.

Meist tritt es aber an Phosphorsäure gebunden und als Nukleotid (Eiweißverbindung in der Zelle) auf. Dort ist es als Warburgsches Atmungsferment für die Oxydationsprozesse in den Zellen verantwortlich.

Wirkung

Der Einfluß auf das Wachstum wirkt sich vor allem bei Säuglingen aus. Wenn Vitamin B_2 fehlt, kommt es zu einem Wachstumsstillstand.

An der Haut zeigen sich bei Vitamin-B_2-Mangel vielfache Erscheinungen. Mundwinkeleinrisse, die durch Pilze, Bakterien oder Herpesviren infiziert werden (Perleche genannt), halten sich oft sehr hartnäckig. Zungenentzündungen (Glossitis), Dermatitiden im Gesicht, besonders auf der Nasen-Lippen-Falte, an den Beinen, am Skrotum (Hodensack) und an der Vulva (Schamlippe) können oft sehr schmerzhaft sein.

Außerdem kann die Haut übermäßige Verhornung aufweisen oder zu Schrumpfung beziehungsweise enormer Verdickung neigen.

Die Schädigungen am Auge können sehr unangenehm werden.

Nach anfänglichem »Fremdkörpergefühl« können sie sich über eine Hornhautschädigung bis zu einer Linsentrübung (Starbildung) und Glaskörpertrübung steigern. Daher dürfen die Anfangssymptome von Vitamin-B_2-Mangel, wie Mundwinkeleinrisse, Zungenbrennen, und dergleichen, nicht übersehen werden.

Da Vitamin B_2 das Knochenmark beeinflußt, sind bei einem Vitamin-B_2-Mangel reife rote Blutkörperchen und Retikulozyten (junge, kernlose rote Blutkörperchen) vermindert im Knochenmark vorhanden.

Daraus entwickelt sich eine Blutarmut.

Außer diesen besonderen Mangelerscheinungen sind die übrigen Zeichen von Vitamin-B_2-Mangel nicht sehr charakteristisch. Allgemeine Müdigkeit,

Arbeitsunlust, Zungen-, Lippen- und Mundschleimhautreizungen, Nervenstörungen, Haut- und Hornhautempfindlichkeit sollten Sie jedoch darüber nachdenken lassen, ob Ihre Ernährung ausgewogen ist oder ob Sie unter Darmentzündung leiden, bei der immer ein Vitamindefizit auftreten kann, da die Resorption sehr gestört ist.

Hypervitaminose

Da das Vitamin B_2 wasserlöslich ist, wird ein Überschuß sofort im Harn ausgeschieden, und es kann zu keiner Hypervitaminose kommen.

Vitamin-B_2 in der Küche

Vitamin-B_2-haltige Lebensmittel sind nicht wärme- und luftempfindlich, jedoch kann Licht das Vitamin verändern. Wenden Sie alle Kochkünste bei Leber, Nieren, Fleisch, Fisch, Milch, Käse, Eiern, Vollkorngetreide und Gemüse an, die Sie auch schon bei Vitamin B_1 so gut zeigen konnten.

Medikamente, die die Aufnahme stören oder verhindern können:
Vitamin B_2 hat keine uns bekannten Gegenspieler.

Vitamin-B_2-Test

1. Ist Ihre Zunge gerötet oder geschwollen?

   Ja O Nein O

2. Haben Sie schmerzhafte, eingerissene Mundwinkel?

   Ja O Nein O

3. Sind Ihre Lippen eingerissen?

   Ja O Nein O

4. Ist Ihre Haut in letzter Zeit sehr rauh?

   Ja O Nein O

5. Ist Ihre Haut dünn und schlaff oder verdickt?

   Ja O Nein O

6. Haben Sie ein Fremdkörpergefühl am Auge, ohne verletzt zu sein?

   Ja O Nein O

7. Tritt bei Ihnen eine Linsentrübung am Auge auf, obwohl Sie noch jung und nicht zuckerkrank sind?

   Ja O Nein O

8. Leiden Sie unter Blutarmut?

   Ja O Nein O

9. Ernähren Sie sich einseitig und essen keine tierischen Produkte?

   Ja O Nein O

10. Ermüden Sie leicht und sind dabei arbeitsunlustig?

    Ja O Nein O

Wenn Sie alle oder fast alle Fragen mit Nein beantworten, leben Sie vitaminbewußt.

Wenn Sie weniger als die Hälfte mit Nein beantworten, denken Sie an Ihre Augen und Ihre Haut! Sie brauchen sie sehr!

Wenn Sie alle Fragen mit Ja beantworten, sollten Sie alle Gründe für das Defizit aufdecken.

Nikotinsäure

Nikotinsäureamid (Antipellagravitamin), Niacin, Niacinamid, auch Vitamin B_3, Vitamin PP.

Pellagra, eine schwere Erkrankung, die in Ländern mit Mais und Hirse als Hauptnahrung, wie Mexiko, Ägypten und Norditalien, auftrat, führte zur Entdeckung dieses wichtigen Vitamins.

In den USA, wo noch Anfang des 20. Jahrhunderts viele Menschen an Pellagra starben, fand GOLDBERGER 1914 den fehlenden Nahrungsfaktor in der Hefe und konnte dadurch Pellagra heilen. Die

Substanz wurde *»Vitamin PP« (pellagra preventing)* genannt. In den dreißiger Jahren gelang dem Berliner Chemiker OTTO WARBURG die chemische Analyse des Vitamins.

Nikotinsäure wirkt besonders auf:

1. Haut
2. Darm-Verdauungs-Trakt
3. Gehirn
4. Blutgefäße,

Beschaffenheit

Nikotinsäure kann aus tierischen Produkten, die reich an Nikotinsäure sind, aufgenommen werden. Nikotinsäureamid benötigt der Körper zur Bildung von zwei wichtigen Helfern (Koenzymen) für den Kohlenhydrat-, Eiweiß- und Fettstoffwechsel; es kommt in Fisch, Leber, Geflügel, Eiern, Milchprodukten, aber auch in Fleisch, Bierhefe und Getreideprodukten vor.

Wenn Getreideprodukte, auch Mais, nicht vorbehandelt werden, kann Nikotinsäure vom Körper nicht aufgenommen werden. Die mexikanischen Tortillas werden aus vorbehandeltem Mais hergestellt, deshalb sind Mangelerscheinungen dort selten. Beim Rösten der Kaffeebohne wird ebenfalls Nikotinsäure frei, und daher kann eine Tasse Kaffee den Nikotinsäuremangel ausgleichen.

Aus *Tryptophan*, einer essentiellen Aminosäure, werden im Körper zu zwei Drittel Niacin gebildet. Essentielle Aminosäuren sind Eiweißbestandteile, die der Körper nicht selbst zusammensetzen kann, sie aber unbedingt braucht, und die daher über Lebensmittel zugeführt werden müssen.

Wirkung

Nikotinsäure hilft der *Haut* bei der Kollagenbildung, reguliert die UV-Strahlen-Einwirkung und hat Einfluß auf die Pigmentbildung (Hautfarbstoff zum Lichtschutz der Haut), die Feuchtigkeitsregulierung der Haut sowie die Verhornung der obersten Hautzellen.

Bei Mangel oder Fehlen von Nikotinsäure treten starke Hautrötungen, besonders an unbedeckten Körperstellen, Schwellungen, starke Braunfärbung, bis zu trockener, schuppiger und unelastischer Haut auf (das Bild der Pellagra).

Nikotinsäure ist auch mit für die Erhaltung der *Schleimhaut* von der Mundhöhle über die Speiseröhre bis zum Darm verantwortlich. Ein Zuwenig führt zu Zungenbrennen, Rötung der Zunge, Irritation der Schleimhaut, zu Blähungen, Erbrechen und Durchfall.

Der Gehirnstoffwechsel hängt eng mit den biogenen Aminen zusammen (Serotonin, Noradrenalin, Adrenalin und so weiter).

Tryptophan, die oben erwähnte Aminosäure, wird

beim Aufbau von Serotonin gebraucht. Bei Nikotinsäure- und Tryptophanmangel arbeitet ein Teil des Gehirns falsch. Angstzustände, Depressionen, Ideenflucht, Halluzinationen, Erschöpfung, die sogar tödlich enden kann, und Bewußtseinsstörungen sind mögliche Folgen.

Nikotinsäure kann die Blutgefäße erweitern. Diese Wirkung wird bei Durchblutungsstörungen verschiedenster Art und als Beimengung in Rheumasalben gerne zu Hilfe genommen.

Hypervitaminose

Eine Hypervitaminose des wasserlöslichen Niacin ist nicht bekannt.

Nikotinsäure in der Küche

Nikotinsäure führt beim Bereiten von Speisen zu keinen Problemen, denn sie ist sehr stabil.

Schon beim Einkauf sollte man daran denken, daß sie vorwiegend in Innereien und Fleisch, in pflanzlichen Lebensmitteln nur in geringen Mengen vorkommt.

Da *beim Kochen* viele Vitamine ins Kochwasser gelangen, kann man sich angewöhnen, Kochwasser als Suppe zu bereiten oder pur zu trinken.

Medikamente, die die Aufnahme von Nikotinsäure stören oder verhindern können:

Niacinaufnahme wird durch *Zystostatika* (Medikamente zum Hemmen des Krebszellenwachstums) gestört.

Durch ihre gefäßerweiternde Wirkung kann die Nikotinsäure *blutdrucksenkende Medikamente* beeinflussen.

Nikotinsäure-Test

1. Ist Ihre Haut stark verhornt?

   Ja O Nein O

2. Bekommen Sie schon bei leichter Sonnenbestrahlung eine heftige Hautrötung?

   Ja O Nein O

3. Wird die von Sonne geschädigte Haut *abnorm* braun verfärbt?

   Ja O Nein O

4. Ist Ihre Haut so trocken, daß Sie immer Hautcreme verwenden?

   Ja O Nein O

5. Leiden Sie unter Zungenbrennen, Blähungen und Durchfall?

   Ja O Nein O

6. Essen Sie viele Getreide- und besonders Maisprodukte?

   Ja O Nein O

7. Essen Sie nie oder fast nie Fleisch?

   Ja O Nein O

8. Friert es Sie leicht in den Händen?

   Ja O Nein O

9. Haben Sie manchmal Konzentrationsschwäche?

   Ja O Nein O

10. Trinken Sie ungern Bohnenkaffee?

    Ja O Nein O

Ihr Körper kann sich freuen, wenn Sie alle Fragen mit Nein beantwortet haben. Sie brauchen keine zusätzliche Nikotinsäure.

Bei Beantwortung von weniger als der Hälfte der Fragen mit Nein wird es schon kritisch. Haben Sie alle oder fast alle Fragen mit Ja beantwortet, sollten Sie rasch handeln und sich von einem Arzt die nötigen Vitamine injizieren oder als Tabletten verschreiben lassen.

Pantothensäure

Panthenol, Vitamin B_5

das *»überall vorkommende«* Vitamin (wie sein Name sagt), Antigrauhaarvitamin

Da die Pantothensäure überall vorkommt, ist sie auch immer in Gesellschaft anderer Vitamine der B-Gruppe zu finden. Sie wurde erst relativ spät entdeckt, da sie nicht so zerstörend dramatische Mangelerkrankungen auslöste wie Beriberi oder Pellagra.

Ihre Hauptaufgabe ist es, ein Baustein des Koenzyms A (Bestandteil eines Stoffwechselhelfers, das ist ein Enzym) zu sein, und als solcher hat sie viele Pflichten.

Pantothensäure wirkt besonders auf:

1. Haut und Schleimhaut
2. körperliche Energie
3. Aufbau wichtigen Körpergewebes
4. Nervensystem
5. Stützgewebe
6. Haar
7. Entgiftung.

Beschaffenheit

Pantothensäure ist in der Natur in allen Körperzellen als Bestandteil des Koenzyms A anzutreffen. Es ist in Leber, Niere, Hirn, Fleisch, Eidotter, Fisch, grünem Gemüse, Hülsenfrüchten, Weizenkleie, Reis und Hefe vorhanden. Pantothensäure ist *hitzeempfindlich* und leicht *veränderbar.*

Wirkung

Da die Pantothensäure an Auf- und Abbaureaktionen des Fett-, Kohlenhydrat- und Eiweißstoffwechsels beteiligt ist, ermöglicht sie die Erneuerung der *Hautoberfläche* und Heilung tieferer Wunden bei Verletzungen. Sie schützt die Schleimhaut von Mund, Rachen und Atemwegen, und bei Erkältungskrankheiten trägt sie zur Heilung bei. Wunden würden langsamer heilen und Verkühlungen länger anhalten, wenn Pantothensäure fehlte.

Durch eine wichtige chemische Reaktion (Zitronensäurezyklus), die der reinen Energiegewinnung dient, vermehrt sie die *körperliche Aktivität.* Fehlt Pantothensäure, ist man oft energielos.

Pantothensäure spielt eine Rolle bei der Bildung von Steroiden: Cholesterin, Gallensäuren Nebennierenrinden- und Sexualhormone. Ein Mangel würde Verdauungsstörungen (Gallensäuremangel) und Schwächezustände (Nebennierenhormonmangel) auslösen, und Ihr Sex-Appeal wäre gebremst.

Zur Bildung von Acetylcholin, das die *Nerven* brauchen, ist dieses Vitamin ebenfalls sehr wichtig.

Acetylcholin kann nach Operationen eine Darmlähmung verhindern und Muskeln zur Bewegung anregen. Hat der Körper zuwenig Vitamin B_5, muß Pantothensäure injiziert werden, um eine Darmlähmung zu bekämpfen.

Das Stützgewebe in Ihrem Körper, Bindegewebe und Knorpel, wird auch mit Hilfe von Pantothensäure gebildet (immer in seiner Funktion als Koenzym). Die ungehinderte Beweglichkeit ist in großem Maße von diesem Vitamin abhängig.

Eine nicht zu unterschätzende Wirkung spricht man der Pantothensäure beim Wachstum und der Pigmentation des *Haares* zu.

Die Pantothensäure hat eine wichtige *Entgiftungsfunktion.* Sie kann den Abbau von Medikamenten beschleunigen, besonders der Sulfonamide und Antibiotika.

Hypervitaminose

Pantothensäure ist ganz ungiftig, eine Überdosierung kann es daher nicht geben.

Pantothensäure in der Küche

Einkauf

Die tierischen Produkte, wie Leber, Niere, Hirn,

Fleisch, Fisch oder Eier, sind trotz unserer Tiefkühltruhen frisch vom Metzger oder Fischhändler immer noch besser, obwohl das Vitamin durch Tiefkühlen kaum eine Einbuße erleidet.

Lagerung

Hülsenfrüchte, Reis und Weizenprodukte haben Sie sicher ohnehin vorrätig. Sie können sie länger aufbewahren, da sie nicht empfindlich sind.

Bei der Zubereitung der Vitamin-B_5-haltigen Gerichte gehen beim Kochen etwa 20 Prozent des Vitamins verloren, aber Sie nehmen immer noch genügend zu sich.

Medikamente, die die Aufnahme von Pantothensäure stören oder verhindern können:

Pantothensäure kann muskelentspannende Mittel unwirksam machen, da sie die Muskeltätigkeit anregt. Sie selbst hat keine Feinde, und ihre Aufnahme in den Körper wird nicht behindert.

Pantothensäure-Test

1. Heilen Ihre Wunden nach Verletzungen nur langsam?

   Ja O Nein O

2. Leiden Sie unter häufiger und lange dauernder Bronchitis?

   Ja ○ Nein ○

3. Fehlt es Ihnen manchmal an nötiger Energie?

   Ja ○ Nein ○

4. Haben Sie Verdauungsbeschwerden?

   Ja ○ Nein ○

5. Haben Sie öfter Schwächezustände?

   Ja ○ Nein ○

6. Sind Sie mit Ihrem Sex-Appeal unzufrieden?

   Ja ○ Nein ○

7. Stöhnen Sie bei jeder Bewegung?

   Ja ○ Nein ○

8. Sind Sie mit Ihrem Haarwuchs unzufrieden?

   Ja ○ Nein ○

9. Leiden Sie nach Sulfonamideinnahme länger an Appetitlosigkeit?

   Ja ○ Nein ○

10. Essen Sie ungern Innereien, Fleisch und Fisch?

    Ja ○ Nein ○

Wenn Sie alle Fragen mit Nein beantworten, ist Ihre Pantothensäureversorgung in Ordnung.
Wenn Sie nur die Hälfte der Fragen mit Nein beantworten, wird es schon brenzlig. Wo bleibt Ihre Pantothensäure?
Wenn Sie alle oder fast alle Fragen mit Ja beantworten, haben Sie einen nicht zu unterschätzenden Vitaminmangel, wahrscheinlich mehrerer B-Vitamine. Sie müssen etwas unternehmen!

Vitamin B_6

Pyridoxin, Adermin

Seine Hauptfunktion übt Vitamin B_6 im Eiweißstoffwechsel aus. Körpereiweiß wird um- und abgebaut, und seine Bausteine, die Aminosäuren, werden zusammengesetzt oder gespalten. Außerdem wirkt Vitamin B_6 auf den Fett- und Kohlenhydratstoffwechsel.

Vitamin B_6 wirkt besonders auf:

1. Wachstum
2. Abwehrkörperbildung
3. Blutbildung
4. Zentralnervensystem
5. Schwangerschaft
6. Entgiftung.

Beschaffenheit

Vitamin B_6 verrichtet seine Arbeit im Körper als *Koenzym.* Zusammen mit verschiedensten Enzymen (Stoffwechselhelfer) ist daher auch seine Arbeit vielfältig.

Vitamin B_6, Pyridoxin, ist enthalten in Niere, Leber, Gehirn, Fleisch, Eidotter und Milch, vor allem aber in Hefe, Getreideprodukten, Kartoffeln, grünem Gemüse, Karotten, Bananen und Avocados.

Wirkung

Wachstum ist mit Zellteilung verbunden. Zellen werden gebildet, alte Körperzellen werden abgestoßen. In diesem Zusammenhang entsteht auch eine Zellkernsubstanz, Nukleinsäure, die besonders das Herz bei seiner Arbeit unterstützt. Die Zellenerneuerung an der Hautoberfläche läßt Sie immer wieder in eine »neue Haut schlüpfen«.

Bei Fehlen von Vitamin B_6 würden alle Organe und Körperregionen keine oder falsche neue Zellen erhalten.

Die Abwehrsubstanzen, die der Körper immer wieder bei Erkrankungen und Schädigungen anderer Art braucht, werden unter Mithilfe von Pyridoxin synthetisiert (zusammengesetzt). Ist das Vitamin nicht vorhanden, erkranken Sie leichter.

Der Blutfarbstoff, das Hämoglobin, ist ebenfalls von der Vitamin-B_6-Anwesenheit abhängig. Bei Fehlen ist der Sauerstofftransport und damit die Körperatmung in Frage gestellt.

Bei »biogenen Aminen« stößt man auch auf Pyridoxin. Einer dieser wichtigen Nervenhelfer, Dopamin, wird unter Mithilfe von Vitamin B_6 gebildet. Es hat Einfluß auf die Gemütsverfassung und regelt die Gehirnnerventätigkeit; es erleichtert der Frau, die Gemütslabilität vor der Regelblutung (Menstruation) zu überstehen, und durch seinen Einfluß auf die Gleichgewichtsnerven hilft es manchen auch bei Reisekrankheit.

Schwangerschaft ist eine Zeit des Wachstums und der Differenzierung von Zellen. Da ist auch Pyridoxin in seiner Eigenschaft als Zellerneuerer mit am Werk.

Seine Entgiftungshelferfunktion ist durch die Verbindung zur Pantothensäure, dem Vitamin B_5, erklärbar. Vitamin B_6 trägt zur Aufrechterhaltung des wichtigen Koenzyms A der Pantothensäure bei, das beim Zerstören von Giftsubstanzen vorhanden sein soll.

Hypervitaminose

Obwohl Vitamin B_6 wasserlöslich ist und bei übergroßem Angebot ausgeschieden wird, kann es doch bei zu hoher Dosis zu Unverträglichkeitserscheinungen kommen, wie Geh- und Gleichgewichtsstörungen.

Vitamin B_6 in der Küche

Im Sommer ist die beste Einkaufszeit für grünes Gemüse, das auf heimatlichen Böden wächst, auch für Karotten und Kartoffeln. Das ganze Jahr über können Sie jedoch Bananen und Avocados aus südlichen Regionen essen. Bei tierischen Produkten werden Sie keine Einkaufsprobleme haben.

Zu lange Lagerung schadet dem Vitamingehalt. *Starkes Wässern beim Waschen* verringert immer den wasserlöslichen Vitaminanteil, und Vitamin B_6 ist wasserlöslich. Zerkleinern und Schälen zerstört durch vermehrten Luftzutritt den Pyridoxinanteil. Langes Braten und Kochen von tierischen und pflanzlichen Lebensmitteln mit Vitamin B_6 ist unökonomisch, da viele Vitamine dann zerstört werden.

Das Kochwasser sollten Sie trinken, es enthält viele Vitamine.

Karottensäfte trinken Sie nur ganz frisch zubereitet, dann ist noch genügend Vitamin B_6 enthalten.

Medikamente, die die Aufnahme von Vitamin B_6 stören oder verhindern können:

Bei der *Hämodialyse* (Blutreinigung bei Nierenschädigung) kommt es zur Verringerung von Vitamin B_6.

Orale Verhütungsmittel (Kontrazeptiv) vermindern seine Aufnahme sehr.

Tuberkulosemedikamente (INH, Cycloserin) verbrauchen übermäßig viel Pyridoxin.

Antibiotika (Penizilline), *antidepressive* Medikamente, *blutdrucksenkende* Medikamente sowie Karzinombildung und -ausbreitung verhindernde Medikamente *(Zytostatika)* vermehren seinen Bedarf.

Vitamin-B_6-Test

1. Haben Sie den Eindruck, daß sich Ihre Haut nicht schnell erneuert?

   Ja O Nein O

2. Haben Sie eine schlechte Infektabwehr?

   Ja O Nein O

3. Haben Sie zu wenig Blutfarbstoff?

   Ja O Nein O

4. Ist Ihre Blutsauerstoffkurve zu niedrigt?

   Ja O Nein O

5. Sind Sie vor einer Menstruation sehr labil?

   Ja O Nein O

6. Fühlen oder fühlten Sie sich in der Schwangerschaft seelisch schlecht?

   Ja O Nein O

7. Hatten Sie in der Schwangerschaft Probleme mit dem Wachstum des Fötus?

   Ja O Nein O

8. Leiden Sie unter Reisekrankheit?

   Ja O Nein O

9. Nehmen Sie antidepressive Medikamente ein?

   Ja O Nein O

10. Hatten Sie schon einmal Tuberkulose, die medikamentös behandelt wurde?

   Ja O Nein O

Haben Sie alle oder fast alle Fragen mit Nein beantwortet, haben Sie genügend Vitamin B_6.

Haben Sie nur die Hälfte der Fragen mit Nein beantwortet, sind Sie ganz ordentlich belastet, verstehen aber noch immer, sich zu helfen.

Haben Sie alle Fragen mit Ja beantwortet, sind Sie in einer belastenden Situation und müssen Ihren Vitamin-B_6-Haushalt sehr genau im Auge behalten!

Vitamin B_{12}

Cobalamin, Cyancobalamin, Antiperniziosafaktor

Es ist das einzige Vitamin, das dem Körper gleichzeitig einen wichtigen Mineralstoff, nämlich Kobalt, zuführt, worauf sein Name Cobalamin hindeutet. Als man Vitamin B_{12} noch nicht kannte, führte eine schwere Blutarmut, die perniziöse Anämie, immer zum Tode, wenn nicht regelmäßig rohe Leber gegessen wurde. Cobalamin hat eine enge Beziehung zu Folsäure, einem anderen Vitamin der B-Gruppe, mit dem es gemeinsam tätig und verstärkt wirken kann.

Vitamin B_{12} wirkt besonders auf:

1. Blutbildung
2. Enzymsystem
3. Nerven
4. Psyche
5. körperliches Befinden.

Beschaffenheit

Als *Cobalamin* gelangt das Vitamin in den Körper, wird im Magen durch eine bestimmte Substanz, den Intrinsicfaktor, gebunden und wird zum Vitamin-B_{12}-*Cyanokomplex!*

Dieser Komplex wird im Dünndarm bei Anwesenheit von Kalzium vom Körper absorbiert (ausgeschieden).

Ohne Intrinsicfaktor kann Cobalamin nur in geringem Maße im Darm resorbiert werden. Aus dem vom Körper aufgenommenen Cobalamin entsteht in der Leber ein Koenzym, das Cobalaminkoenzym. Nur Mikroorganismen können Vitamin B_{12} bilden, und es ist in tierischen Produkten wie Niere, Herz, Leber, Eidotter, Fisch und Hefe vorhanden.

Wirkung

Die *blutbildende* Bedeutung des Vitamins B_{12} wird durch seine Beeinflussung der perniziösen Anämie erkennbar. Diese Bluterkrankung ist eine Autoimmunerkrankung, bei der der Intrinsicfaktor in der Magenschleimhaut nicht gebildet werden kann. (Autoimmunerkrankung heißt, daß der Körper gegen Substanzen seines eigenen Körpers Abwehrstoffe bildet.)

Der Intrinsicfaktor ist eine Eiweißsubstanz, die dem Vitamin B_{12} bei der Aufnahme in den Körper behilflich ist. Kann der Intrinsicfaktor nicht gebildet werden, hat der Körper ein Zuwenig an Vitamin B_{12}, das für die Blutbildung im Knochenmark sehr wichtig ist. *Fehlt Cobalamin,* sind die roten und weißen Blutkörperchen geschädigt und die Blutplättchen (Thrombozyten, die für die Blutgerinnung verantwortlich sind) vermindert. Das Knochenmark, eine der Blutbildungsstellen, kann nicht normal arbeiten, und die roten Blutkörperchen lösen sich leicht auf (Hämolyse). Blaßgelbliche Haut, Herzbeschwerden und Zungenbrennen sind die äußeren Zeichen.

Durch Cobalamin wird auch das *Enzymsystem* beeinflußt. Bei einem Mangel können verschiedene Enzymaufgaben nicht durchgeführt werden: Eine unentbehrliche Aminosäure, Methionin (aus dem Adrenalin entsteht), wird nicht gebildet, Folsäure (die der Vitamin-B-Gruppe angehört) kann ohne Cobalamin seine Wirkung nicht richtig entfalten.

Die Bedeutung des Vitamins B_{12} für die *Nervenfunktionen* kann man bei der *perniziösen Anämie,* wenn sie eine Nervenbeteiligung aufweist, deutlich erkennen. Cobalamin kann das gesamte Nervengewebe aufbauen helfen. Wenn es fehlt, treten bei perniziöser Anämie Rückenmarksschädigung, Taubheitsgefühl und Bewegungsstörungen auf. Vitamin B_{12} kann aber auch bei Nervenentzündungen allgemeiner Art, außerdem bei der schmerzhaften Trigeminusneuralgie (im Gesicht) und bei Rheumaerkrankungen schmerzstillend wirken.

Für den *Gehirnstoffwechsel* ist ebenfalls die Mitwirkung von Vitamin B_{12} nötig. Bei einem Mangel ist das psychische Befinden irritiert, und es kommt zu Depressionen, da die verantwortlichen Gehirnsubstanzen, die Neurotransmitter (das sind wiederum biogene Amine), nicht gebildet werden können.

Ihr körperliches Befinden wird in Ordnung sein, wenn Sie immer genügend Leber, Fisch, Nieren, Herz und Eier essen, die reichlich Cobalamin enthalten. Sie werden über einen Mangel an schwungvoller Aktivität nicht zu klagen haben. Bedenkt man, wo überall Vitamin B_{12} wirkt, wird es nicht wundern, daß ein Fehlen zu Reizbarkeit, Müdigkeit und auch

Appetitlosigkeit führt. Bei Vitamin-B_{12}-Mangel wird auch die Magenschleimheit geschädigt, das heißt, sie wird atrophisch.

Hypervitaminose

Das wasserlösliche Vitamin B_{12} kann keine Überdosierungserscheinungen zeigen, nur bei sehr hoher Dosis könnte Akne (Pusteln) auftreten oder eine bestehende Psoriasis (schuppende Hauterkrankung, Schuppenflechte) vorübergehend verstärkt werden.

Vitamin B_{12} in der Küche

Cobalamin ist sehr lichtempfindlich.

Einkauf

Je frischer die tierischen Produkte (wie Innereien, Eier, Fisch) sind, die Sie einkaufen, desto mehr Vitamin B_{12} enthalten sie, denn je länger sie der Lichteinwirkung ausgesetzt sind, um so mehr Vitamin B_{12} geht verloren.

Lagerung

Wenn Sie die Lebensmittel aufbewahren, sollten Sie sie lichtgeschützt in den Kühlschrank geben.

Beim Garen benutzen Sie eine Kasserolle mit undurchsichtigem Deckel, um das lichtempfindliche Cobalamin zu erhalten. Der dabei entstehende Braten- oder Kochsaft ist sehr Vitamin-B_{12}-reich.

Medikamente, die die Aufnahme von Vitamin B_{12} stören oder verhindern können:

Cholestyramin (ein den Cholesterinspiegel senkendes Arzneimittel) und *Antibiotika* stören den Magenschleimhautfaktor (Intrinsicfaktor) und somit auch die Vitamin-B_{12}-Aufnahme.

Salizylsäure, Antirheumatika und *Alkohol* hemmen die Resorption aus dem Darm, da sie die Darmwand schädigen.

Magensäurehemmer und orale *Kontrazeptiva* (Antibabypille) verringern Cobalamin im Körper.

Vitamin C kann Vitamin B_{12} zerstören.

Antidiabetika beeinflussen die Resorbtion.

Im allgemeinen können stark sauer oder basisch reagierenden Medikamente Vitamin B_{12} zerstören.

Vitamin-B_{12}-Test

1. Haben Sie eine sehr blasse Hautfarbe?

   Ja O Nein O

2. Leiden Sie unter Zungenbrennen?

   Ja O Nein O

3. Sind Sie öfter müde und appetitlos?

   Ja O Nein O

4. Nehmen Sie magensäurehemmende Medikamente ein?

   Ja ○ Nein ○

5. Nehmen Sie viele Arzneimittel gegen Rheuma ein?

   Ja ○ Nein ○

6. Haben Ihr Schwung und Ihre Aktivität in letzter Zeit gelitten?

   Ja ○ Nein ○

7. Nehmen Sie die Antibabypille?

   Ja ○ Nein ○

8. Sind Sie zuckerkrank und nehmen Tabletten dagegen?

   Ja ○ Nein ○

9. Haben Sie eine Abneigung gegen Leber?

   Ja ○ Nein ○

10. Haben Sie eine Abneigung gegen Innereien und Fleisch und essen immer nur vegetarisch?

    Ja ○ Nein ○

Wenn Sie alle oder fast alle Fragen mit Nein beantworten, steht Ihnen genügend Cobalamin zur Verfügung.

Wenn Sie nur die Hälfte der Fragen mit Nein beantworten, sollten Sie Ihre Ernährungsweise überdenken.

Beantworten Sie alle oder fast alle Fragen mit Ja, gönnen Sie sich mehr Ruhe, und lassen Sie sich ausführlich von Ihrem Arzt beraten. Dann werden Ihre Aktivität und Ihr Schwung wiederkehren!

Folsäure

Vitamin B_c, Folacin

Folsäure wurde 1941 entdeckt und seine komplizierte chemische Strukturformel 1946 aufgeklärt. Es besteht eine wechselseitige Wirkungsabhängigkeit zwischen Folsäure und Vitamin B_{12}.

Folsäure wirkt besonders auf:

1. Blutbildung
2. Blutgerinnung
3. Zellbildung
4. Antikörperbildung
5. Schleimhaut.

Beschaffenheit

Folsäure wird mit der Nahrung aufgenommen, und zwar aus grünem Gemüse, Weizenkeimen, Hefe, Leber, Nieren, Milch und Eiern. Im Körper ist sie immer als Koenzym (zweiter Teil eines Enzyms, das heißt eines Stoffwechselhelfers) tätig. Sie greift, oft gemeinsam mit dem Vitamin B_{12}, in viele Stoffwechselfunktionen ein.

Wirkung

Auch wenn im Körper genügend Eisen vorhanden ist, kann es bei einem Folsäuremangel zu *Blutarmut* kommen. Folsäure ist an der Hämoglobinbildung beteiligt; bei einem Fehlen entsteht eine megaloplastische Anämie, insbesondere während einer Schwangerschaft, bei der immer ein erhöhter Vitaminbedarf besteht. Die blutbildende Wirkung der Folsäure ist auch vom Vorhandensein des Vitamins B_{12} abhängig. Daher kann sie bei der perniziösen Anämie, bei der B_{12} fehlt, ihre Wirkung nicht ausüben und die Blutarmut nicht bessern. Nervenstörungen bei der perniziösen Anämie können durch Folsäurezufuhr nicht beeinflußt werden.

Blutplättchen, die zur Blutgerinnung nötig sind, werden unter Mithilfe von Folsäure gebildet.

Folsäure ist überall am *Zellaufbau* beteiligt, sie liefert z. B. das Baumaterial des Zellkerns. Da Folsäure viele Eiweißstoffe auf- und umbauen helfen kann, fördert sie auch die *Antikörperbildung.* Und eine Krankheitsbekämpfung ist ohne Körperabwehr nicht denkbar.

Die Folsäure ist für eine *intakte Schleimhaut* der Mundhöhle und des Magen-Darm-Trakts mitverantwortlich. Bei einem Fehlen können Mundschleimhautentzündungen bis Magen- und Darmstörungen mit Durchfall auftreten.

Hypervitaminose

Eine Überdosierung der wasserlöslichen Folsäure ist nicht möglich.

Folsäure in der Küche

Folsäure ist sehr temperaturempfindlich. Beim *Garen mit großer Hitze* geht viel *Folsäure verloren*, dies können bis 80 Prozent sein, besonders Gemüse ist empfindlich. Man sollte daher *Rohkost* vorziehen, wenn man seinen Bedarf an *Folsäure* decken will.

Medikamente, die die Aufnahme von Folsäure stören oder verhindern können:

Schlafmittel (Barbiturate), *Antibabypille* und *krampflösende Medikamente* (bei Epilepsie) führen zu einem Mangel an Folsäure.

Schlafmittel, *Salizylsäurepräparate* und *Alkohol* stören die Aufnahme von Folsäure aus dem Darm.

Folsäuretest

1. Haben Sie eine empfindliche, reizbare Haut?

Ja O Nein O

2. Haben Sie einen schütteren Haarwuchs?

   Ja O Nein O

3. Sind Sie blutarm, obwohl Sie Eisenpräparate nehmen?

   Ja O Nein O

4. Verschmähen Sie Rohkost?

   Ja O Nein O

5. Bluten Sie bei Verletzungen länger?

   Ja O Nein O

6. Erkranken Sie häufig?

   Ja O Nein O

7. Neigen Sie zu Magen- und Darmstörungen?

   Ja O Nein O

8. Nehmen Sie öfter Barbituratschlafmittel?

   Ja O Nein O

9. Nehmen Sie bei Schmerzen gleich ein salizylhaltiges Schmerzmittel?

   Ja O Nein O

10. Trinken Sie gerne und viel Alkohol?

   Ja O Nein O

Wenn Sie alle Fragen mit Nein beantwortet haben,

ist Ihr Folsäurehaushalt wahrscheinlich in Ordnung.

Haben Sie nur etwa die Hälfte der Fragen mit Nein beantwortet, ist Ihr Folsäuregehalt im Körper gerade an der Grenze.

Bei Beantwortung aller oder fast aller Fragen mit Ja sind Sie folsäuremangelgefährdet! Es fehlen Ihnen sicher auch noch mehr B-Vitamine.

Biotin

Vitamin H (frühere Bezeichnung, wegen seiner Beziehung zur Haut)

Wieder einmal war es *eine Mangelerscheinung,* die den Weg zu diesem Vitamin wies. Bei Versuchstieren, die eine Zeitlang ausschließlich *rohes Hühnereier-Eiweiß* (als Eiweißnahrung) erhielten, traten Dermatitis (eine Entzündung der Haut) und Haarausfall auf. Als man dies ergründete, stieß man auf zwei interessante Neuigkeiten.

Erstens fand man die fehlende Substanz in Leber und Hefe und konnte damit die Mangelerscheinungen rückgängig machen (Vitamin H).

Zweitens wies man im Eiereiweiß einen Stoff nach, das Avidin, das das Vitamin H so fest an sich bindet, daß kein Enzymsystem es trennen und selbst wirken lassen kann. Rohes Eiereiweiß mit seinem Avidin ist daher der Biotinwirkung im Wege.

Das neue Vitamin wurde aufgrund seiner Eigenschaft den Vitaminen der B-Gruppe zugeordnet. Gegen zu hohe Temperaturen ist Biotin empfindlich.

Biotin wirkt besonders auf:

1. Haut
2. Haar
3. Nervensystem
4. Cholesterinstoffwechsel
5. Energielieferung
6. Muskeln.

Beschaffenheit

Aus der *Nahrung kann reines Biotin* aufgenommen werden. Es ist in Leber, Nieren, Fleisch, Milch, Nüssen, Naturreis, Eigelb, Champignons und frischem Gemüse vorhanden.

Darmbakterien sind der zweite Lieferant von Biotin. Es ist häufig an Eiweiß gebunden, an ein Enzym und spielt dort wieder die Rolle eines *Koenzyms.*

Wirkung

Eine intakte und gesunde Haut ist auf einen dauernden Zellwechsel angewiesen, der die Hautoberfläche immer wieder erneuert.

Durch den Eingriff des Koenzyms in den Eiweißstoffwechsel wird dieser Vorgang unterstützt. Fehlt

Biotin, tritt eine Verlangsamung oder ein Stillstand des Prozesses ein.

Der Haarboden und daher das Haar brauchen zu ihrer Versorgung normal arbeitende Talgdrüsen und eine dauernde neue Zellbildung in ihrer Wurzel, der Haarzwiebel. Biotin, das dem Eiweiß- und Fettstoffwechsel hilft, wird somit zum Haarwuchshelfer.

Unter Mithilfe der Koenzymwirkung von Biotin wird ein wichtiger Wirkungsfaktor im *Nervensystem* gebildet (das Acetylcholin). Es dient der Erregung der einzelnen Nerven, die dadurch Arbeitsvorgänge der Gefäßmuskulatur, der Skelettmuskeln und so weiter auslösen können. Fehlt Biotin, wird dieser Vorgang erschwert.

Eine beachtenswerte Funktion des Biotins ist die *Senkung* des Cholesterinspiegels im Blut.

Durch Bindung von *Biotin an Kohlensäure* (H_2CO_3) oder Kohlendioxyd (CO_2), ein Gas, das in der Atemluft vorhanden ist und beim Zellstoffwechsel frei wird, wird diese zur »aktivierten Kohlensäure«. Sie kann Nährstoffe direkt in Körperenergie verwandeln.

Die Muskelarbeit ist auf einen reibungslosen Auf- und Abbau von Kohlenhydraten und Eiweiß angewiesen. Biotin wirkt auch hier mit. Wenn es fehlt, ist körperliche Arbeit äußerst anstrengend.

Hypervitaminose

Überdosierungserscheinungen sind nicht möglich, da Biotin ein wasserlösliches Vitamin ist.

Biotin in der Küche

Wie schon erwähnt, sollte man rohe Eier meiden, da das Avidin im Eiweiß Biotin so stark an sich kettet, daß es für Ihren Biotinhaushalt verlorengeht. Es wird unwirksam.

Gerichte, die Sie aus Nieren, Leber, Fleisch, Milch, Eiern, Champignons und frischem Gemüse bereiten, sollten *nicht mit zu hohen Temperaturen gegart werden.*

Medikamente, die die Aufnahme von Biotin stören oder verhindern können:

Antibiotika und Medikamente, die die Darmschleimhaut schädigen, zum Beispiel schwere *Abführmittel*, können die Bildung von Biotin verhindern, und es tritt ein Mangel auf.

Biotintest

1. Haben Sie eine dicke, rauhe Hautoberfläche?

   Ja O Nein O

2. Haben Sie überaus trockenes Haar?

   Ja O Nein O

3. Ist Ihr Haarwuchs sehr schütter?

   Ja O Nein O

4. Leiden Sie unter Nervenstörungen?

   Ja O Nein O

5. Ist Ihr Cholesterinspiegel hoch?

   Ja O Nein O

6. Sind Sie trotz ausreichender Nahrung energielos?

   Ja O Nein O

7. Fällt Ihnen körperliche Arbeit schwer?

   Ja O Nein O

8. Essen Sie Eier mit Vorliebe roh?

   Ja O Nein O

9. Müssen Sie öfter Antibiotika einnehmen?

   Ja O Nein O

10. Nehmen Sie häufig schwere Abführmittel?

    Ja O Nein O

Wenn Sie fast alle oder alle Fragen mit Nein beantwortet haben, ist Ihr Biotinanteil richtig. Sind Sie nur bei der Hälfte der Fragen zu einem Nein gekommen, gibt es einen leichten Mangel an Biotin. Wenn Sie zu allen oder fast allen Fragen Ja sagen mußten, überlegen Sie genau, wo der Fehler in Ihrer Nahrung oder Lebensweise stecken könnte.

Vitamin C

Askorbinsäure

Wie bereits in der Geschichte der Vitamine erwähnt, erkrankten und starben besonders Matrosen, die bei ausgedehnten Schiffsfahrten lange Zeit ohne frische Nahrungsmittel auskommen mußten, an Schwächezuständen und schweren Blutungen. Man suchte und fand Möglichkeiten, und zwar Zitrusfrüchte und Sauerkraut, um diese Krankheit, nämlich Skorbut, zu beherrschen.

Vitamin C wurde aber erst um die Jahrhundertwende gefunden und wurde zunächst »antiskorbutisches Vitamin« genannt.

Vitamin C ist in jeder Körperzelle vorhanden, da es viele *energieliefernde* und *umwandelnde* biochemische Vorgänge anregt, das heißt katalysiert. Es kann der Zelle Sauerstoff zuführen oder wegnehmen, je nach Bedarf.

In der Fachsprache der Biochemiker nennt man

dies Oxydation und Reduktion. Man kann es auch als *Redoxsystem* von Askorbinsäure zu *Dehydroaskorbinsäure* bezeichnen.

Redoxsysteme können im Körper Oxidation und Reduktion bei Stoffwechselgeschehen durchführen. Der Vorgang kann auch in der Gegenrichtung verlaufen – von Reduktion zu Oxydation; das System ist bestrebt, das Gleichgewicht zu erhalten.

Vitamin C wirkt besonders auf:

1. Bindegewebe – oberflächliche und tiefe Wunden
2. körperliche Abwehr
3. Gemütsverfassung
4. Aktivität
5. Cholesterinstoffwechsel
6. Schilddrüse
7. Eisenaufnahme und Eisenstoffwechsel
8. bei Streß
9. Entgiftung
10. eine fragliche Beteiligung *gegen* Krebsbildung.

Beschaffenheit

Vitamin C wird in Pflanzen und in vielen Tieren *aus Zuckermolekülen* gebildet und im menschlichen Körper im oberen Darmabschnitt aufgenommen. Es ist das *reaktionsfreudigste Vitamin* und reagiert äußerst heftig. Durch *Licht-*, *Sauerstoff-* und *Hitzeeinwirkung* kann es leicht *zerstört* werden.

Vitamin C ist in Zitrusfrüchten, schwarzen Johannisbeeren, Sauerkirschen, Hagebutten, Sanddorn, Kiwis, Tomaten, Paprika, Salaten, Spinat und Kartoffeln vorhanden. Auch tierische Lebensmittel, wie Milch und Leber, enthalten Vitamin C.

Wirkung

Die Wirkung auf das Bindegewebe läuft über die Veränderung von zwei wichtigen Substanzen, die die kollagenen Fasern (Stützfasern) des Bindegewebes bilden. Auch die *Regeneration des Gewebes* bei Verletzungen, eine rasche Wundheilung und schöne Narbenbildung werden durch die Anwesenheit von Vitamin C begünstigt. Ohne Vitamin C ist das *Bindegewebe* schlaff, und Wunden *heilen nur langsam.*

Die körperliche Abwehr wird durch verschiedene Faktoren, darunter auch Viren und Bakterien, herausgefordert. Das Stoffwechsel- und Reaktionsgleichgewicht ist gestört, entzündliche Erscheinungen führen zu einer *Übersäuerung,* und viele *Körperzellen müssen sich wehren.* Da greift Vitamin C ein und unterstützt die rasche Wiederherstellung des *Stoffwechselgleichgewichts.* Ohne Vitamin C kann die Genesung nicht so rasch erfolgen.

Vitamin C beeinflußt die »*biogenen Amine*« und könnte somit bei einer Depressionsbehandlung mithelfen. Zu den biogenen Aminen gehören Noradrenalin, Dopamin, Adrenalin.

Auch Wachheit, Müdigkeit und *Aktivität* können

durch biogene Amine gesteuert und durch Vitamin-C-Gaben unterstützt werden.

Vitamin C ist außerdem imstande, den *Cholesterinspiegel* im Körper zu senken. Es mobilisiert die Cholesterinablagerungen in den Gefäßen und beeinflußt ihren Abbau zu Gallensäuren. Arteriosklerose, Herzinfarkt, vorschnelles Altern und auch starre Gefäßwände können durch Vitamin C positiv beeinflußt werden.

Im Tyrosinstoffwechsel, ein Aminosäurebestandteil des Schilddrüsenhormons, greift Vitamin C schützend ein und unterstützt daher auch die Schilddrüse bei ihrer geregelten Hormonbildung.

Die Eisenaufnahme aus der Nahrung wird mit *Hilfe von Vitamin C ermöglicht,* und es kann auch Eisen aus den Depots zur Herstellung roter Blutkörperchen mobilisieren. Vitamin C ist ebenfalls bei der *Gefäßkittsubstanzbildung* beteiligt. Fehlt Vitamin C, werden Blutgefäße durchlässig, und es treten anämische Blutungen durch Eisenmangel auf, bei Kindern als punktförmige Blutungen (MOLLER-BARLOW-KRANKHEIT) oder bei Erwachsenen als Blutungen in allen Körpergeweben, vornehmlich im Zahnfleisch und in der Mundschleimheit.

Bei schweren Belastungen, also Streßzuständen, kann die Nebenniere Vitamin C freisetzen. Bei dauernder Mangelernährung steht jedoch kein Vitamin C mehr zur Verfügung, der Organismus wird der Streßsituation nicht Herr.

Nikotin und Alkohol verengen das Gefäßsystem

und vergiften die Leberzellen. Vitamin C kann bei vermehrter Aufnahme den Schädigungen etwas entgegenwirken und somit entgiften. Rauchen und Trinken führen zu einem sehr erniedrigten Vitamin-C-Spiegel, daher sollten Raucher und Trinker täglich mehr Vitamin C einnehmen.

Man beobachtete, daß Krebspatienten meistens einen erniedrigten Vitamin-C-Spiegel aufweisen, und man weiß, daß Vitamin C die Immunlage stärkt und die Bildung krebserregender Stoffe (Nitrosamine) unterbinden kann.

Hypervitaminose

Da Vitamin C ein wasserlösliches Vitamin ist, kann es nicht überdosiert werden, weil es ausgeschieden wird. Bei sehr großen täglichen Gaben, bis zu 10 oder 20 Gramm wasserlöslicher Tablettenform, kann jedoch Durchfall auftreten.

Vitamin C in der Küche

Einkauf

Da sämtliche Gemüse- und Obstsorten, die Vitamin C enthalten, wie Spinat, Salat, Kartoffeln, Tomaten, Paprika, Kiwis, Sanddorn, Johannisbeeren, Hagebutten, Zitrusfrüchte und Sauerkirschen, sehr empfindlich gegen Wärme sind, sollte man schon beim Einkauf darauf achten, sie nicht lange in einem geheizten Auto oder warmem Raum in der Einkaufstasche liegen, sondern schnell in den Kühlschrank kommen zu lassen. Durch Importe ist der Markt zu allen Jahreszeiten gut mit Gemüse und Obst versorgt, deshalb wählen Sie täglich frische Ware.

Ihr Körper wird Ihnen für das Vitamin-C-Angebot dankbar sein.

Lagerung

Bei der Lagerung nimmt der Vitamin-C-Gehalt ab, und zwar geht desto mehr verloren, je höher die Lagertemperatur und je länger die Lagerzeit ist. Zitronen, Erdbeeren und frischgepreßte Säfte, die kühl, dunkel und verschlossen aufbewahrt werden, erleiden innerhalb von zwei bis drei Tagen keinen Vitaminverlust. Sauerkraut reichert bei seiner Vergärung sogar noch Vitamin C an.

Waschen

Das Reinigen aller Gemüse- und Obstsorten, besonders des Spinats, sollte nur kurz unter kaltem Fließwasser erfolgen. Denn das wasserlösliche Vitamin C geht sehr leicht verloren, wenn keine Schale vorhanden ist.

Zerkleinern

Alle Vitamin-C-haltigen Lebensmittel sollten erst kurz vor dem Garen oder dem Verzehren als Rohkost zerkleinert werden, da der Luftsauerstoff die Zerstörung des Vitamins C beschleunigt.

Schälen

Kartoffeln werden vor dem Kochen nicht geschält, denn die Schale schützt und erhält Vitamin C.

Zubereiten

Da beim Garen von Gemüse Vitamin C verlorengeht, sollten gekochte Speisen immer mit frischen Kräutern, wie Petersilie, Schnittlauch oder Liebstökkel (Maggikraut), aufgewertet werden.

Kochwasser

Man muß das Gemüse nicht unbedingt mit Fett zubereiten, denn das wasserlösliche Vitamin C wird ohne Fett vom Darm aufgenommen.

Wenn es in Wasser gekocht wird, trinken Sie das Kochwasser oder essen es als Suppe. Der Vitamingehalt wird zwar geringer sein, jedoch ist der Anteil an Mineralsalzen, die auch darin enthalten sind, ziemlich hoch.

Säfte

Pressen Sie sich täglich ein Glas Fruchtsaft aus Orangen, Zitronen oder schwarzen Johannisbeeren, und trinken Sie ihn genußvoll. Ihre Frische und wiedergewonnene Aktivität wird es Ihnen danken!

Medikamente, die die Aufnahme von Vitamin C stören oder verhindern können:

Orale Kontrazeptiva (Verhütungspillen) und *Kortisonpräparate* verschlechtern den Vitaminstatus durch Oxidation.

Salizylate stören die Aufnahme durch den Darm.

Kalzitonin, ein Hormon aus der Nebenschilddrüse und für den Kalziumspiegel zuständig, erhöht den Vitamin-C-Verbrauch.

Tetrazyklin, ein Antibiotikum, hemmt seine Tätigkeit in den Zellen und erhöht die Ausscheidung im Harn.

Azetylsalizylsäure und *Barbiturate* (Schlafmittel) erhöhen ebenfalls die Harnausscheidung, man sollte 100–200 Milligramm Vitamin C täglich zusätzlich einnehmen.

Bei Diabetikern wird die Harnzuckerbestimmung ungenau, man muß die Vitamin-C-Einnahme einige Tage vorher absetzen.

Vitamin-C-Test

1. Heilen Wunden bei Ihnen schlecht?

   Ja O Nein O

2. Haben Sie eine schlechte Abwehrlage?

   Ja O Nein O

3. Ermüden Sie leicht?

   Ja O Nein O

4. Sind Sie in letzter Zeit wenig aktiv?

   Ja O Nein O

5. Ist Ihr Cholesterinspiegel hoch, obwohl Sie weniger Eier und Fett essen?

   Ja O Nein O

6. Haben Sie Zahnfleischblutungen?

   Ja O Nein O

7. Sind Sie Raucher und essen wenig Obst?

   Ja O Nein O

8. Trinken Sie oft und viel Alkohol, und vermeiden Sie Zitrusfrüchte?

   Ja O Nein O

9. Sind Sie bei Streß leicht erschöpft?

   Ja O Nein O

10. Leiden Sie unter Blutarmut und lehnen frische Fruchtsäfte ab?

    Ja O Nein O

Haben Sie alle oder fast alle Fragen mit Nein beantwortet, freuen Sie sich des Lebens und Ihrer Aktivität! Ihr Vitamin-C-Haushalt ist in Ordnung.

Haben Sie nur die Hälfte der Fragen mit Nein beantwortet, sollten Sie jeden Tag ein Glas Fruchtsaft trinken.

Haben Sie fast keine oder keine Fragen mit Nein beantwortet, ist es höchste Zeit, sich richtiger zu ernähren und zusätzlich zu Vitamin-C-Tabletten zu greifen, um Ihr Defizit schleunigst aufzuholen!

3

Ein Zuviel ist ebenso schädlich wie ein Zuwenig

Bitte keine Eisbärleber!

Wie mit den meisten Dingen im Leben, so ist es auch mit den Vitaminen: Ein Zuviel ist ebenso schädlich wie ein Zuwenig. Werden dem Körper im Übermaß Substanzen und Stoffe zugeführt, die er normalerweise nur in kleiner Dosierung braucht, reagiert er in den meisten Fällen in einer für unsere Gesundheit und unser Wohlbefinden abträglichen Weise.

Ein Zuviel an Vitaminen bezeichnet man als *Hypervitaminose,* im Gegensatz zur *Hypovitaminose,* dem Zuwenig an Vitaminen. Hypervitaminosen sind Schäden durch übermäßig hohe Vitaminzufuhr. Für die wasserlöslichen Vitamine ist im allgemeinen keine gesundheitliche Gefahr gegeben, da ein Überschuß mit dem Harn ausgeschieden wird.

Echte Krankheitsbilder ernster Art dagegen entstehen bei zu großer Zufuhr von fettlöslichen Vitaminen: D-Hypervitaminose beispielsweise führt zu einem Anstieg des Blutkalziums mit schweren Schäden vor allem der Nieren, während bei der A-Hypervitaminose unter anderem ein Leberschaden auftreten kann.

Hypervitaminosen sind praktisch immer die Folge einer falschen Dosierung von Vitaminpräparaten, wie Dr. HELMUT LYDTIN und MARIA HOFMANN in ihrer Ernährungslehre festgestellt haben. Durch vitaminreiche Nahrungsmittel wird im allgemeinen keine Hypervitaminose ausgelöst. Eine Ausnahme macht die Leber von Eisbären. Wegen ihres außergewöhnlich hohen Gehalts an Vitamin A können für den Menschen offenbar lebensbedrohliche Vergiftungserscheinungen auftreten. Also: bitte keine Eisbärleber!

Das andere Extrem ist ein Mangel an Vitaminen. Welche Folgen und gesundheitlichen Schäden ein Zuwenig der wichtigen Vitamine haben kann, wurde im vorangegangenen Kapitel ausführlich geschildert. Grundsätzlich ist dazu jedoch zu sagen:

Nicht nur in der dritten Welt, sondern auch heute noch in den Industrieländern kann bei Menschen ein Vitaminmangel auftreten. Die Skala reicht von einer leichten Vitaminverarmung, die noch nicht wahrgenommen und nur als Schwäche empfunden wird, bis hin zu den einzelnen, für das entsprechende Vitamin typischen Krankheitsbildern schwerster Art.

Der Körper reagiert auf einen Mangel in folgender Weise:

- Anfangs werden zum Ausgleich die vorhandenen Vitaminreserven aus den Depots mobilisiert.
- Bei anhaltender vitaminarmer Ernährung tritt eine Erniedrigung der Vitaminkonzentration im Blut auf,
- die dann bei schwerer körperlicher Belastung oder Erkrankung bis weit unter den erträglichen Grenzwert absinkt.

Das Fehlen der Vitamine kann drei Hauptgründe haben:

1. Veränderte Ernährung: Laut Statistik der Deutschen Gesellschaft für Ernährung nimmt der Kartoffel- und Brotverbrauch ab, Milchprodukte werden zugunsten von »leeren Limonaden« vernachlässigt. Auch eine große Obst- und Gemüsevielfalt verführt nicht dazu, reichlich davon zu essen.

2. Verminderte Zufuhr: Schlechte Nahrungsaufnahme aus dem Darm. Appetitlosigkeit und Depressionen bei älteren Menschen oder Reduktionskost zur Gewichtsabnahme führen eine verminderte Vitaminaufnahme herbei.

3. Vermehrter Verbrauch: Risikogruppen, das sind zum Beispiel Kleinkinder, Jugendliche im Wachstum, werdende und stillende Mütter, Raucher und Alkoholiker brauchen mehr Vitamine als andere Personen.

4

Das sagt die Deutsche Gesellschaft für Ernährung

So viele Vitamine braucht der Mensch pro Tag

Der Bedarf des menschlichen Organismus an Vitaminen ist von Vitamin zu Vitamin sehr unterschiedlich. Auch beim einzelnen Vitamin kann er wechseln. Er hängt vom Alter und zum Teil auch vom Geschlecht des Menschen ab, steigt bei körperlichen Belastungen (zum Beispiel bei schwerer Arbeit), bei Hitze, Kälte, in der Schwangerschaft und Stillzeit sowie bei Krankheiten. Auch die Zusammensetzung der Kost kann den Vitaminbedarf beeinflussen: Mit einer Erhöhung der Kohlenhydratzufuhr steigt der Bedarf an Vitamin B_1, der Bedarf an Vitamin B_6 wird von der Höhe der Eiweißzufuhr beeinflußt.

Empfehlungen der DGE für die Höhe der täglichen Vitaminzufuhr pro Person:

	Vitamin A (Retinol-Äquival.) mg[1])	Vitamin D µg	Vitamin E (α-Tokoph.-Äquival.) mg	Thiamin mg[1])	
				m	w
Erwachsene	0,9[2])	2,5	12	1,6	1,4
Säuglinge 0–6 Monate	0,6	10	6	0,4	
7–12 Monate	0,7	10	6	0,5	
Kinder 1–3 Jahre	0,7	10	6	0,7	
4–6 Jahre	0,7	5	7	1,0	
7–9 Jahre	0,8	2,5	8	1,2	
10–12 Jahre	0,8	2,5	10	1,4	1,2
13–14 Jahre	0,9	2,5	11	1,4	1,2
Jugendliche 15–18 Jahre	0,9	2,5	12	1,6	1,4
Schwangere ab 6. Monat	1,2	10	12	1,6	
Stillende	2,0	10	20	1,8	

[1]) Ungefähr 20% Zubereitungsverluste sind berücksichtigt.
[2]) Erwachsene über 65 Jahre: 1,1 mg Vitamin A.
[3]) Erwachsene über 65 Jahre: 2,4 mg Vitamin B_6B.
[4]) Ungefähr 40% Zubereitungsverluste sind berücksichtigt.

Riboflavin mg[1])		Niacin (Niacin-Äquival.) mg	Vitamin B_6 mg[1])		Folsäure µg	Pantothensäure mg	Vitamin B_{12} µg	Vitamin C mg[4])
m	w		m	w				
2,0	1,8	9–15	1,8[3])	1,6[3])	400	8	5	75
0,5		4	0,3		100	4	0,5	35
0,6		6	0,5		100	4	1	60
0,8		8	0,7		200	5	2,5	70
1,1		14	1,1		300	5	2,5	70
1,6		14	1,4		300	6	5	70
1,9	2,0	16	1,6		400	6	5	75
1,9	2,0	16	2,1		400	8	5	75
2,3	1,9	16	2,1	1,7	400	8	5	75
2,3		12	3,6		800	10	7,5	100
2,5		16	2,0		1000	10	7,5	110

[1]) Ungefähr 20% Zubereitungsverluste sind berücksichtigt.
[2]) Erwachsene über 65 Jahre: 1,1 mg Vitamin A.
[3]) Erwachsene über 65 Jahre: 2,4 mg Vitamin B_6.
[4]) Ungefähr 40% Zubereitungsverluste sind berücksichtigt.

Der Vitaminbedarf wurde früher in biologisch definierten Einheiten festgelegt, die durch das Komitee für Biologische Standardisierung der Weltgesundheitsorganisation als »Internationale Einheiten« (I. E.) genau definiert wurden. Man bevorzugt jedoch heutzutage allgemein die Verwendung von Gewichtseinheiten, nur bei Vitamin D und mitunter bei Vitamin A ist noch die Angabe in Internationalen Einheiten gebräuchlich.

Auf den vorangehenden beiden Seiten wurden die Empfehlungen der Deutschen Gesellschaft für Ernährung für die Höhe der täglichen Vitaminzufuhr pro Person angegeben (1986). Auf den nachfolgenden Seiten 115 bis 127 finden Sie weitere Vitamintabellen, aus denen hervorgeht, welche Mengen in besonderen Fällen für den Menschen notwendig sind und in welcher Form sie dem Körper zugeführt werden können.

Dosierungstabelle Vitamin A

	Kinder je nach Alter und Gewicht	Erwachsene
normaler Tagesbedarf	1000 – 3000 I.E.*	3000 I.E. entspricht u. a.: 100 g Leber für 10 Tage, 150 g Karotten für 2 Tage (das fettlösliche Vitamin A kann man auf Vorrat essen), auch Eier, Milch, Spinat, Tomaten u. a.
leichter Vitaminmangel	6 000 – 20 000 I.E.	25 000 – 50 000 I.E.
schwerer Vitaminmangel	20 000 – 35 000 I.E.	50 000 – 200 000 I.E.

Bei schwerem Vitaminmangel müssen die angeführten Mengen als Vitamin-A-Präparate vier bis sechs Wochen lang von Kindern und Erwachsenen eingenommen werden.

* I.E. = Internationale Einheiten

Dosierungstabelle Vitamin D

Ein ausgeprägter Vitamin-D-Mangel kann nur mit Vitamin-D-Präparaten ausgeglichen werden.

	Kinder je nach Alter	Erwachsene
normaler Tagesbedarf	400 I.E.	300 – 400 I.E. das sind etwa 100 g Pilze
Rachitisprophylaxe	500 – 1000 I.E.	
Spätrachitis	15 000 I.E.	
Osteomalazie		10 000 I.E.

Dosierungstabelle Vitamin E

	Kinder	Erwachsene
normaler Tagesverbrauch	pro kg Körpergewicht 0,5 mg	10 – 30 mg
Tagesverbrauch bei Verzehr von ungesättigten Fetten		15 – 100 mg
Bei schweren Darmerkrankungen mit Aufnahmestörung		100 – 400 mg über den Tag verteilt

Die hohe Einnahmemenge kann nur mit Vitamin-E-Präparaten abgedeckt werden.

Da Vitamin E in vielen Nahrungsmitteln enthalten ist, wird der Tagesbedarf meistens voll gedeckt. Die Wirkung von Vitamin E wird auch noch von einem Körperenzym, das Selen enthält, verstärkt. Beim Verzehren von mehrfach ungesättigten Fettsäuren, wie sie in Nüssen, Leinsamen, Sonnenblumenöl, Maiskeimöl etc. vorhanden sind, wird mehr Vitamin E verbraucht, es ist aber in diesen Lebensmitteln vermehrt vorhanden.

Dosierungstabelle Vitamin K

	Neugeborene	Kinder je nach Alter	Erwachsene
normaler Tagesbedarf	0,5 – 1,2 mg	0,5 – 1,5 mg	2,0 – 4,0 mg
leichtere Blutungen			5,0 – 10 mg
Blutungen bei schwerem Vitamin-K-Mangel			2,0 – 20 mg

Den normalen Tagesbedarf an Vitamin K können Sie immer mit ausgewogener Ernährung erreichen. Bei Blutungen müssen Sie auf alle Fälle einen Arzt konsultieren, der den möglichen Vitamin-K-Mangel dann mit Vitamin-K-Tabletten oder Injektionen ausgleichen wird und Ihnen die genaue Einnahmedosis angibt.

Dosierungstabelle Vitamin B_1

	Kinder	Erwachsene	
normaler Tagesbedarf	0,3 – 0,9 mg	Männer Frauen	1,2 – 1,8 mg 1,0 – 1,4 mg
Stillende			1,3 – 1,7 mg
Alkoholiker			bis 200 mg

Bei besonders krassem Vitaminmangel muß rasch geholfen werden, was nur mit Vitamintablettenzufuhr möglich ist. Mit dem Essen allein können Sie nie in kürzester Zeit eine schwere Vitamin-B_1-Mangelerkrankung heilen.

Dosierungstabelle Vitamin B_2

	Kinder nach Alter	Erwachsene
täglicher Mindestbedarf	0,4 – 1,2 mg	1,1 – 1,8 mg
bei Vitamin-B_2-Mangel	3 × täglich 0,5 – 2 mg	3 × täglich 5,0 mg

Tritt ein Vitamin-B_2-Mangelzustand auf, kann er zunächst mit Vitamintabletten behandelt werden; dann sollte man den Speiseplan ändern, um den Bedarf auszugleichen.

Dosierungstabelle von Nikotinsäure (Vitamin B_3)

	Kinder je nach Alter	Erwachsene
normaler Tagesbedarf	4 – 16 mg	Frauen 12 – 16 mg Männer 10 – 20 mg
stillende Frauen		20 mg
bei Durchblutungsstörungen		20 – 200 mg
bei Pellagra		300 – 500 mg

Bei Mangelzuständen durch unzureichende Ernährung (vorwiegend Getreideprodukte mit geringem Nikotinsäureanteil) oder fehlerhafter Aufnahme durch den Darm kann die notwendige Dosis, wie bei den schweren Mangelzuständen, nur mit Niacintabletten erreicht werden.

Oft tritt ein Nikotinsäuremangel mit einem Mangel an Vitamin B_2, B_6 (Pyridoxin) und Folsäure gemeinsam auf.

Dosierungstabelle von Pantothensäure (Vitamin B_5)

normaler Tagesbedarf	10 mg
bei Darmlähmung oder Darmverschluß als Injektion	500 – 1000 mg
bei Wunden als Salbe	5%ige Panthenolsalbe
bei Wunden als Lösung	5%ige Lösung von Panthenol

Dosierungstabelle Vitamin B_6

	Kinder nach Alter	Erwachsene
normaler Tagesverbrauch	0,3 – 1,6 mg	1,8 – 2,2 mg
Stillende		2,8 mg
bei Kontrazeptiva		25 – 40 mg
bei Hämodialyse		50 mg
bei Karpaltunnelsyndrom (Sehnenscheidenverdickung beim Handgrundgelenk)		100 – 300 mg
schwere Asthmaanfälle		100 – 200 mg

Der normale Tagesverbrauch wird mit der Nahrung abgedeckt. Bei schwerem Mangel können nur Vitamintabletten helfen.

Dosierungstabelle Vitamin B_{12}

	Kinder	Erwachsene
normaler Tagesbedarf	Mikrogramm 0,3 – 2,0	Mikrogramm 3 – 5
Schwangere		4,5 – 7,5
Stillende		4,5 – 7,5
bei perniziöser Anämie		dauernd 1,0
bei schweren Anämiefällen		30,0
dauernde Dosis bei Peniciosa		1 × im Monat 100,0

* Ein Mikrogramm ist $^{1}/_{1000}$ Milligramm – man nennt diese Einheit auch Gamma.

Dosierungstabelle von Folsäure (B_C)

	Kinder	Erwachsene
normaler Tagesbedarf	Mikrogramm* 100 – 300	Mikrogramm 400
Schwangere und Stillende		800 – 1000
bei schwerer Blutarmut		5000 – 15 000

* 1 Mikrogramm ist $^1/_{1000}$ Milligramm.

Dosierungstabelle von Biotin

	Kinder je nach Alter	Erwachsene
normaler Tagesverbrauch	35 – 200 Mikrogramm*	100 – 200 Mikrogramm
Schwangere, Stillende		5 – 20 mg
Alkoholiker		5 – 20 mg

* 1 Mikrogramm ist $^{1}/_{1000}$ Milligramm.

Dosierungstabelle Vitamin C

	Kinder je nach Alter	Erwachsene
normaler Tagesverbrauch	35 – 90 mg	60 – 100 mg entspricht 100 g Kiwi, 200 g Orangen oder 50 g schwarzen Johannisbeeren
Raucher		140 mg
stillende Frauen		150 mg
bei Infektionen		1000 – 2000 mg (1 – 2 g)

Bei dem reichlichen Vitamin-C-Angebot in Früchten und Gemüsesorten kann der Tagesbedarf (etwa 100 mg) durchaus mit der Nahrung abgedeckt werden, zum Beispiel durch 2 Zitronen, 4 Tomaten, 1–2 Orangen, 200 Gramm Spinat, Wirsing- oder Blumenkohl.

Bei einem Infekt (fieberhafte Erkrankung) ist es besser, 1–2 Vitamin-C-Brausetabletten zu je 1 Gramm aufzulösen und zu trinken. Der Magen wird es Ihnen danken; es ist die Menge von 10–20 Zitronen, die andernfalls – auf einmal gegessen – zu starkem Magenschleimhautreiz führen würden.

5

Immer gesund durch vitaminreiche Ernährung

Mit diesen Rezepten macht gesundes Essen Spaß!

Die Rezepte in der nun folgenden Rezeptsammlung erheben keinesfalls den Anspruch, ein umfangreiches Kochbuch zu sein.

Sie wollen nur das Wesentliche einer Küche betonen, die auf hohen Vitaminanteil und vitaminschonendes Kochen Wert legt. Da die Vitaminküche Geschwindigkeit liebt und daher alle Gerichte einfach zuzubereiten sind, ist es gleichzeitig ein »frauenfreundliches Kochen«, das die Hausfrau oder den Hausmann von zu langem Verweilen in der Küche entlastet.

Also guten Appetit!

Doch zuvor noch, da wir gerade beim Essen sind,

ein paar Worte über die Bausteine und Energieliefe-ranten in unserer Nahrung: die Eiweißstoffe, Kohlenhydrate und Fette sowie ihre »Begleiter«, die Mineralstoffe und Ballaststoffe.

In den ersten Kapiteln dieses Buches hörten Sie, daß *Vitamine* eine wichtige, nicht ersetzbare Vermittlerrolle (katalytische Rolle) beim lebenserhaltenden und energieliefernden Stoffwechsel haben. Die eigentlichen Energiebringer in Ihren Lebensmitteln sind Eiweiß, Kohlenhydrate und Fette, Mineralstoffe und Ballaststoffe schließen den Reigen.

Mineralstoffe stammen aus dem Boden und werden von Pflanzenwurzeln aufgenommen. Die Mineralspender sind daher Pflanzen und Mineralwässer, die Sie verzehren oder trinken. Es gibt außerdem Mineralstoffe, die nur in geringsten Mengen dem Körper zugeführt werden müssen, diese nennt man Spurenelemente.

Mineralstoffe bauen Knochen und Zähne auf, werden von Enzymen, Nervengewebe und Muskulatur gebraucht, wo sie an wichtigen chemischen Vorgängen beteiligt sind.

Ballaststoffe, Faserstoffe, die von Verdauungsenzymen nicht abgebaut werden, sind durchwegs pflanzlicher Herkunft. Sie sind in Blättern, Stengeln, Wurzeln, Früchten, grünem Gemüse, Wurzelgemüse und Obst zu finden. Zellulose, Pektine, Lignine (ein Holzbestandteil im Wurzelgemüse) sind ihre Hauptvertreter.

Ballaststoffe sind für den Darm unerläßlich. Sie spielen bei der Nahrungsaufnahme und dem Abfalltransport, also einer geregelten Verdauung, eine große Rolle. Sie vermehren das Volumen des Darminhalts und regen somit die Darmwand zur Bewegung an.

Eiweißstoffe werden für den Aufbau und das Wachstum der Körperzellen gebraucht und sind auch an der Bildung von Hormonen, Abwehrstoffen und Enzymen (die wichtigen Stoffwechselhelfer) beteiligt.

Als tierisches Eiweiß nehmen Sie es in Fleisch, Eiern, Milch und Fisch zu sich, und pflanzliches Eiweiß findet man in Hülsenfrüchten, Nüssen und Vollkorngetreide (Getreidekörner samt äußerer Hülle).

Kohlenhydrate sind alle Zuckerarten (einfache Kohlenhydrate, wie Rübenzucker, Fruchtzucker, Rohrzucker, Honig) und Stärke (man nennt sie »mehrfache Kohlenhydrate«, da sie in langer Molekularkette aneinandergereiht sind; Kartoffeln und Mehlprodukte gehören dazu). Sie sind die wichtigsten, direkten und schnellsten Energielieferanten. Jeder einzelne Ihrer kleinsten Bausteine, die Körperzellen, profitiert davon und kann schnelle Arbeit leisten. Ohne Kohlenhydrat wäre dies nicht möglich.

Fette sind der zweite und langsamere Energiebringer. Weich und schützend betten Fette aber auch wichtige Organe ein und schirmen den Körper vor Wärmeverlust ab.

Es gibt drei Arten von Fetten. Alle drei kommen überall vor, nur der jeweilige Prozentanteil ist verschieden.

1. *Fette aus vorwiegend gesättigten Fettsäuren* sind eher in tierischen Produkten vorhanden und von festerer Konsistenz (zum Beispiel Rinderfett, Hammeltalg, Butter, Schweineschmalz, aber auch Kokosfett).
2. *Fette mit vorwiegend einfach ungesättigten Fettsäuren* (diese Fettsäuren haben in ihrem chemischen Bau nur eine Doppelbindung) können Sie in Obst und Nüssen finden. Ihre Konsistenz ist weich bis ölig, zum Beispiel Rübenöl oder Rizinusöl. Olivenöl hat dazu auch noch mehrfach ungesättigte Fettsäuren.
3. *Fette mit – in der Hauptsache – mehrfach ungesättigten Fettsäuren* (ihr chemischer Bau zeigt mehrere Doppelbindungen) werden von Pflanzen und Fischen geliefert. Ihre Konsistenz ist rein ölig-flüssig (Sojabohnenöl, Sesamöl, Weizenkeimöl, Leinöl, Sonnenblumenöl und Maiskeimöl).

Alle drei Fettarten benötigt der Körper, doch sollte der Anteil an einfach und mehrfach ungesättigten Fetten denjenigen der gesättigten Fette immer überwiegen.

Das Entstehen der Arteriosklerose ist ein komplexer Vorgang. In diesem Geschehen haben auch ungesättigte Fette ihren Platz.

Fett mit mehrfach ungesättigten Fettsäuren kann durch Beschleunigung des Cholesterinabbaus den Cholesterinspiegel senken.

Die mehrfach ungesättigten Fettsäuren Linolsäure und Arachidonsäure beteiligen sich unter anderem auch am Aufbau von Zellwänden. Die Zellen der Gefäßinnenwand bleiben dadurch gesund. Wenn die Gefäßinnenwand intakt ist, können Fette und Kalk nicht an ihr angelagert werden und das Gefäßvolumen verengen. Die Blutgefäße erlangen daher einen Schutz vor Verkalkung.

Säfte

Karottensaft mit Zitrone

200 g Karotten pressen, einige Tropfen Olivenöl dazugeben, da sonst das fettlösliche Vitamin A nicht resorbiert wird. Und mit 2 Eßlöffel Zitronensaft mischen.

Vitaminanteil:

3900 I. E. Vitamin A (das deckt ausreichend den Tagesbedarf)

Vitamin E

Vitamin B_1

Vitamin B_2

Vitamin C.

Selleriesaft mit Schnittlauch

½ Knolle Sellerie unter fließendem Wasser mit einer Bürste reinigen, zerkleinern und in der Saftpresse auspressen. Einige Tropfen Olivenöl dazugeben und mit frisch gehacktem Schnittlauch verzieren.

Vitaminanteil:
Vitamin A
Vitamin E
Vitamin B_1
Vitamin B_2
Niacin und
Vitamin C in etwa gleichen Teilen
außerdem zahlreiche Mineralstoffe.

Rote-Bete-Saft mit Knoblauch

1 Rübe rote Bete unter fließendem Wasser gründlich mit einer Bürste waschen, schnell zerkleinern und zusammen mit 5 Knoblauchzehen auspressen.

Einige Tropfen Olivenöl dazugeben.

Vitaminanteil:
Vitamin A
Vitamin B_1
Vitamin B_2
Nikotinsäure
Vitamin C zu gleichen Teilen
reich an Mineralstoffen, Hormonen und Allizin (Wirkstoff des Knoblauchs, der die Bakterienflora des Magen-Darm-Kanals reguliert).

Spinatsaft mit gehacktem Ei und Petersilie

200 g Blattspinat und 50 g Petersilie kurz in kaltem Wasser waschen.

1 Ei hart kochen und kleinhacken.

Die Spinatblätter zu Saft pressen, einige Tropfen Öl Ihrer Wahl dazugeben und alles mit dem Ei garnieren und mit feingehackter Petersilie bestreuen.

Vitaminanteil:
3000 I. E. Vitamin A
reichlich Vitamin E
Vitamin B_1
Vitamin B_2
Nikotinsäure
reichlich Vitamin C (130 g)
Mineralsalze.

Tomatensaft mit Zwiebel

300 g Tomaten unter fließendem Wasser gründlich reinigen. 1 größere Zwiebel schälen und hacken.

Tomaten und Zwiebelwürfel zu einem Saft pressen, einige Tropfen Öl hinzufügen und mit kleingehacktem Schnittlauch garnieren.

Vitaminanteil:
Vitamin A (etwa 1000 I. E.)
Vitamin D
Vitamin E
Vitamin B_1
Vitamin B_2.

Nikotinsäure
Vitamin C (etwa 90 mg)
zahlreiche Mineralstoffe, besonders Kalium, und eine antibiotisch wirkende Substanz der Zwiebel, eine Schwefelverbindung, die die gleiche Wirkung zeigt wie das Allizin im Knoblauch.

Kürbis-Orangen-Saft

200 g geschältes Kürbisfleisch zusammen mit 2 Orangen zu einem Saft pressen und wegen der besseren Vitamin-A-Verwertung einige Tropfen Öl dazugeben.

Vitaminanteil:
Vitamin A (1500 I. E.)
Vitamin E
Vitamin B_1
Vitamin B_2
Nikotinsäure
ausreichend Vitamin C
zahlreiche Mineralsalze.

Löwenzahn-Rettich-Saft

200 g Löwenzahnblätter gründlich waschen. 200 g Rettich ebenfalls reinigen und klein schneiden.

Beides zu Saft pressen und einige Tropfen Olivenöl dazugeben.

Tip: Das ist ein blutreinigender, galletreibender und hautverschönernder Cocktail.

Vitaminanteil:
Vitamin A (etwa 2500 I. E.)
Vitamin E
Vitamin B_1
Vitamin B_2
Nikotinsäure
Vitamin C
Mineralstoffe und galletreibende Bitterstoffe.

Erdbeersaft mit Rahm

200 g Erdbeeren waschen, entstielen und zu einem dicken Saft pürieren.

Den Saft in ein kelchförmiges Glas mit weiter Öffnung geben und mit 2 Eßlöffeln Rahm verzieren.

Tip: Wenn der Saft zu sämig ist, können Sie ihn auch mit einem kleinen Löffel essen.

Vitaminanteil:
Vitamin A
Vitamin D
Vitamin E
Vitamin B_1
Vitamin B_2
Nikotinsäure
Vitamin C
Mineralsalze.

Johannisbeererfrischung

100 g rote und 100 g schwarze Johannisbeeren mischen und zu einem Saft pressen.

Vitaminanteil:
Vitamin A
Vitamin E
Vitamin B_1
Vitamin B_2
Nikotinsäure
Vitamin C (200 mg)
reichlich Mineralstoffe.

Pfirsichtrunk

400 g Pfirsiche waschen, entkernen und klein schneiden. Zu einem Saft pressen.

Tip: Bei Blutarmut sollte dieser Saft im Herbst öfter getrunken werden, da er sehr viel Eisen enthält.

Vitaminanteil:
Vitamin A
Vitamin E
Vitamin B_1
Vitamin B_2
Vitamin B_3
ausreichend Vitamin C
Mineralstoffe, vor allem Eisen.

Die stachelige Kirsche

100 g entkernte Kirschen und 100 g Stachelbeeren zu einem Saft pressen, der eine pikante Erfrischung an heißen Sommertagen ist.

Vitaminanteil:
Vitamin A
Vitamin E
Vitamin B_1
Vitamin B_2
Nikotinsäure
Vitamin C.

Apfel-Pflaumen-Saft

1 großen Apfel mit Schale waschen und klein schneiden und zusammen mit 200 g entkernten Pflaumen zu einem Saft pressen.

Tip: Bei trägem oder gereiztem Darm wird der Saft schluckweise getrunken. Die darmschonenden Pektine im Apfel und die verdauungsanregende Wirkung der Pflaumen ergänzen einander.

Vitaminanteil:
Vitamin A
Vitamin E
Vitamin B_1
Vitamin B_2
Nikotinsäure
Vitamin C.

Sauerkrautsaft

Bei der Vergärung von Weißkraut (Weißkohl) werden reichlich Milchsäure und Mineralsalze gebildet, und das bereits vorhandene Vitamin C wird stark vermehrt.

Der Saft bildet sich am Boden des Fasses und wird herausgeschöpft.

Vitaminanteil:
Vitamin A
Vitamin B_1
Vitamin B_2
Nikotinsäure
reichlich Vitamin C.

Suppen

Gemüsekarussell

100 g Erbsen, 100 g kleingewürfelte Kohlrabi, 100 g kleingewürfelte Karotten, 100 g Rosenkohlröschen, 100 g klein geschnittene Kartoffeln und 100 g Pfifferlinge in 1 l Wasser kochen, dem etwas Öl zugegeben wird.

Das weiche Gemüse abseihen und zudecken.

Den Gemüsesud mit Fondor oder Salz würzen und mit kleingeschnittener Petersilie, die das hitzeinstabile Vitamin C wieder aufwertet, bestreuen.

Vitaminanteil:

Vitamin A
Vitamin D
Vitamin E
Vitamin B_1
Vitamin B_2
Vitamin C
Vitamin B_5
Vitamin B_6
zahlreiche Mineralstoffe.

Tip: Das gekochte Gemüse servieren Sie als Hauptspeise. Bestreuen Sie es mit Kräutern, übergießen Sie es mit zerlassener Butter oder Maiskeimöl.

Fleischkraftbrühe

200 g gemischtes Wurzelgemüse unter fließendem Wasser mit einer Bürste reinigen und zusammen mit 100 g Rindsleber und 400 g Rindfleisch in $^3/_4$ l Wasser 15 Minuten in einem Überdrucktopf garen. Mit Fondor abschmecken.

Das Kochwasser ergibt eine klare Fleischbrühe, die Sie als Bouillon oder mit einer Einlage, etwa Lebernockerln, servieren können.

Lebernockerln

200 g Leber durch den Fleischwolf drehen und zusammen mit 1 Ei, Vollweizenmehl und Würze zu einem lockeren Teig verarbeiten.

Die Nockerln formen, 5 Minuten in der Fleischbrühe kochen und kurz ziehen lassen.

Mit kleingeschnittenem Schnittlauch bestreut servieren.

Vitaminanteil:
Vitamin A (4800 I. E.)
Vitamin D
Vitamin E
reichlich Vitamin B_1
Vitamin B_2
Nikotinsäure
Vitamin C
Mineralstoffe und Purin.

Das Rindfleisch können Sie mit Apfelmeerrettich servieren.

Apfelmeerrettich
2 Äpfel schälen und raspeln, mit Fondor würzen und mit 2 Eßlöffeln Meerrettich verrühren.

Vitaminanteil der Äpfel:
Vitamin A
Vitamin E
Vitamin B_1
Vitamin B_2
Nikotinsäure
Vitamin C
zahlreiche Mineralstoffe

Vitaminanteil des Meerrettichs:
Vitamin C
Mineralstoffe.

Kalte Happen und Vorspeisen

Roter Paprika, pikant gefüllt

1 rote Paprikaschote reinigen, halbieren und entkernen. 200 g Karotten und 100 g Äpfel fein raspeln, 2 Eßlöffel Olivenöl dazugeben, den Saft von 1 Zitrone darüberträufeln, mit Fondor abschmecken und in die beiden Paprikahälften füllen.

Jede Hälfte mit 1 Eßlöffel saurer Sahne übergießen.

Vitaminanteil:
Vitamin A (2500 I. E.)
Vitamin D
Vitamin E
Vitamin B_1
Vitamin B_2
Nikotinsäure
Vitamin C (140 mg)
reichlich Mineralstoffe.

Apfellauch

200 g Lauch (Porree) kurz waschen und in Ringe schneiden. 1 großen Apfel möglichst dünn schälen und zerteilen.

Lauchringe und Apfelstücke mit Fondor abschmecken und mit 100 g saurer Sahne vermischen.

In kleinen Schüsseln mit gehacktem Schnittlauch bestreut servieren.

Der Apfel mildert den etwas schärferen Lauchgeschmack.

Vitaminanteil:
Vitamin A
Vitamin D
Vitamin E
Vitamin B_1
Vitamin B_2
Vitamin B_3
reichlich Vitamin C.

Champignonsalat »Nizza«

200 g frische Champignons waschen und in dünne Scheiben schneiden. 1 Zwiebel schälen und ganz fein hacken.

Champignonscheiben und Zwiebelwürfel mit 2 Eßlöffeln Olivenöl und dem Saft von 1 Zitrone gut durchmischen.

Beim Servieren etwas Schnittlauch darüberstreuen.

Tip: Den Zitronensaft können Sie auch gleich nach dem Schneiden der Champignons über diese träufeln, dann bleiben sie schön weiß.

Vitaminanteil:
Vitamin A
Vitamin D
Vitamin B_1
Vitamin B_2
Vitamin C.

Sellerieananas

1 kleine Sellerieknolle unter fließendem Wasser bürsten und fein raspeln.

Von 1 frischen, reifen Ananas das obere Ende abschneiden und die Frucht aushöhlen. Das Fruchtfleisch zerkleinern.

Sellerie und Ananas mit 2 Eßlöffeln Öl vermengen, den Ananassaft dazugeben und alles in die ausgehöhlte Ananasfrucht füllen. Den abgeschnittenen Ananasteil als Deckel daraufsetzen und servieren.

Vitaminanteil:
Vitamin A
Vitamin E
Vitamin B_1
Vitamin B_2
Nikotinsäure
Vitamin C.

Orientalischer Salat

1 Gurke schälen und in Würfel schneiden. 3 Tomaten in kleine Stücke schneiden.

100 g Blattsalat in etwa 1 cm breite Streifen schneiden.

Gurkenwürfel, Tomatenstücke und Salatstreifen mit schwarzen Oliven, frischen Pfefferminzblättern (es können auch getrocknete sein), dem Saft von 1 Zitrone, etwas Fondor und 3 Eßlöffeln Olivenöl vermischen.

Vitaminanteil:
Vitamin A
Vitamin D
Vitamin E
Vitamin B_1
Vitamin B_2
Vitamin B_3
reichlich Vitamin C.

Tip: Sie können auch noch würfelig geschnittenen Schafkäse hinzufügen.

Rahmgurke

1 mittelgroße Gurke dünn schälen und fein raspeln. 4–5 Knoblauchzehen pressen und zusammen mit den Gurkenraspeln, etwas Dill, Fondor und 3 Eßlöffeln kaltgepreßtem Olivenöl gut durchmischen.

Vitaminanteil:
Vitamin A
Vitamin E
Vitamin B_1
Vitamin B_2
Nikotinsäure
Vitamin C
Mineralstoffe und Allizin.

Rote-Bete-Salat

2 mittelgroße Knollen rote Bete im Dampfdrucktopf 5 Minuten garen. Danach die Haut der Knollen ab-

ziehen und die Knollen fein raspeln. 4 Knoblauchzehen zerkleinern.

Rote Bete und Knoblauch mit 1 Messerspitze Meerrettich und 3 Eßlöffeln Olivenöl vermischen und alles mit Fondor abschmecken.

Den Salat auf kleinen Tellern anrichten und mit Feldsalatblättchen umsäumen.

Vitaminanteil:
Vitamin A
Vitamin B_1
Vitamin B_2
Vitamin E
Nikotinsäure
Vitamin C
reichlich Mineralstoffe.

Chinesischer Reissalat

100 g Vollreis 45 Minuten garen.

1 rote Paprikaschote waschen und in Streifen schneiden.

2 Essiggurken und 1 hartgekochtes Ei in kleine Würfel schneiden.

100 g Chinakohl zerpflücken.

Alles zusammen mit 4 Eßlöffeln Mayonnaise und dem Saft von 1 Zitrone mischen.

Auf grünen Salatblättern anrichten und mit einigen Streifen roter Paprika garnieren.

Vitaminanteil:
Vitamin A (700 I. E., etwa $^1/_5$ des Tagesbedarfs)

Vitamin D
Vitamin E (15 I. E. = Tagesbedarf)
Vitamin B_1
Vitamin B_2
Nikotinsäure
reichlich Vitamin C (Tagesbedarf).

Mayonnaise

1 Eigelb mit soviel Maiskeimöl oder einem anderen Öl verrühren, bis es eindickt.

50 g Quark dazugeben und mit Senf und Fondor abschmecken.

In einem undurchsichtigen Behälter im Kühlschrank aufbewahren. Durch den Quarkanteil ist die Mayonnaise leichter verträglich.

Überraschungstomaten

4 Tomaten waschen, halbieren und aushöhlen.

100 g Schinken, 100 g Hartkäse und 1 hartgekochtes Ei klein schneiden und mit dem Tomatenfruchtfleisch und 2 Eßlöffeln Mayonnaise verrühren.

Alles mit Fondor abschmecken und in die Tomatenhälften füllen. Jede Hälfte noch mit 1 Petersilienblatt verzieren.

Vitaminanteil:
Vitamin A
Vitamin E
Vitamin D

Vitamin B_1
Vitamin B_2
Nikotinsäure
Vitamin C
reichlich Mineralstoffe.

Französische Schinkenrolle

50 g Erbsen und 50 g würfelig geschnittene Karotten kurz dünsten. 1 großen Apfel und 2 Essiggurken in kleine Würfel schneiden.

Alles zusammen mit 3 Eßlöffeln Mayonnaise vermengen.

100 g in dünne Scheiben geschnittenen, gekochten Schinken mit dieser Mischung füllen und aus den einzelnen Schinkenscheiben kleine Rollen formen.

Jede Rolle mit 1 Teelöffel Mayonnaise und Schnittlauch garnieren.

Tip: Reichen Sie die Schinkenrollen mit Vollkornbrötchen oder Toast.

Vitaminanteil:
Vitamin A
Vitamin D
Vitamin E
Vitamin B_1
Vitamin B_2
Vitamin B_3
Vitamin C.

Gefüllte Gurke »Gärtnerinart«

1 große Gurke dünn schälen, der Länge nach halbieren und in etwa 7 cm lange Stücke schneiden. Die Kerne entfernen und die Gurkenstücke mit einer Quark-Kräuter-Mischung füllen.

Dazu 2 gehäufte Eßlöffel Dill, 2 Eßlöffel Petersilie, 2 Eßlöffel Schnittlauchröllchen, 2 zerdrückte Knoblauchzehen und 1 kleingehackte kleine Zwiebel zusammen mit 250 g Quark gut verrühren und mit Fondor abschmecken.

Die Gurkenstücke mit rotem Paprika überstreuen und vor dem Servieren jedes Stück noch mit etwas saurer Sahne übergießen.

Vitaminanteil:
Die frischen Kräuter haben besonders
Vitamin C
außerdem:
Vitamin A
Vitamin E
Vitamin B_1
Vitamin B_2
Nikotinsäure.

Käsetüten

6 Käsescheibletten zu Tüten formen und mit einer Quarkmischung füllen.

Dazu 100 g Quark, 1 feingehackte Zwiebel, 6 kleingehackte Kapern, etwas Senf, Salz, Paprika,

Pfeffer und 1 zerdrückte Knoblauchzehe gut mischen.

Mit Schnittlauch bestreut servieren.

Vitaminanteil:
alle Vitamine außer Vitamin D vorhanden.

Gourmetleber

250 g Schweineleber, 1 kleingehackte Zwiebel und etwas Majoran in einer Pfanne in Öl dünsten, bis die Leber weich ist.

Nach dem Erkalten die Leber durch den Fleischwolf drehen, salzen, pfeffern und etwas Öl und Gelatine, die nach Anweisung vorbereitet wurde, hinzufügen und die Masse in kleine Förmchen füllen.

Wenn die Gelatine erstarrt ist, werden die Förmchen auf Dessertteller gestürzt. Die Gourmetleber mit Lauchringen verzieren.

Tip: Zu frisch getoastetem Vollkorntoast schmeckt diese Leber besonders gut.

Vitaminanteil:
Vitamin A (7000 I. E., das reicht für 2 Tage)
Vitamin D
Vitamin E
Vitamin B_1
Vitamin B_2
Vitamin B_3
reichlich Vitamin C
reichlich Mineralstoffe.

Schinken-Käse-Toast

Vollkorntoastscheiben mit Butter bestreichen, eine Lage Schinken darauflegen, darüber Gurkenscheiben, feingeschnittene rote Paprikaschoten und obendrauf 1 dünne Scheibe Käse.

Die Toasts auf das Backblech setzen und kurz im sehr heißen Backofen backen. Wenn der Käse leicht braun wird, nehmen Sie die Toasts heraus und servieren sie warm.

Vitaminanteil:
Vitamin A
Vitamin E
Vitamin B_1
Vitamin B_2
Nikotinsäure
Vitamin C.

Fleischspeisen

Grilleber mit Apfelscheiben

200 g in Scheiben geschnittene Schweineleber kurz in Öl legen und den Grill vorheizen.

Aus einem Apfel das Kerngehäuse entfernen und den Apfel in Scheiben schneiden.

Die Leber mit frisch gemahlenem Pfeffer und Majoran würzen und auf den Grillrost legen, 6 Minuten grillen.

Die Leber erst nach dem Grillen salzen. Auf jede Leberscheibe 1 Apfelscheibe legen.

Vitaminanteil:
Vitamin A (7000 I. E., das reicht für 2 Tage)
Vitamin D
Vitamin E
Vitamin B_1
Vitamin B_2
Nikotinsäure
Vitamin C.

Veroneser Schnitzel

2 größere, dünngeklopfte Schweineschnitzel flach auslegen und salzen.

Jeweils auf eine Hälfte 1 dünne Scheibe Käse legen, darauf 1 Scheibe Schinken und wieder 1 Scheibe Käse.

Die zweite Hälfte darüberklappen und zusammendrücken.

Die Schnitzel in einer Pfanne mit heißem Öl beidseitig braten.

Tip: Vollkornreis schmeckt vorzüglich dazu.

Vitaminanteil:
alle Vitamine außer Vitamin D vorhanden.

Minutenleber

1 große Zwiebel auf dem Gurkenhobel in Ringe schneiden und in heißem Öl leicht andünsten.

200 g Rinderleber durch den Fleischwolf drehen, mit Majoran, Pfeffer und Fondor würzen und in der Pfanne braten.

Vitaminanteil:
Vitamin A (reicht etwa für 1 Woche)
Vitamin D
Vitamin E
Vitamin B_1
Vitamin B_2
reichlich Nikotinsäure
Vitamin C.

Tip: Dazu schmeckt ein Salat aus frischen Löwenzahnblättern und kaltgepreßtem Olivenöl.

Leberragout auf Blattspinat

200 g Blattspinat waschen, abtropfen lassen und in einer Kasserolle mit Fondor und wenig Öl dünsten.

200 g kleingeschnittene Schweineleber mit Zwiebelringen, Majoran und Pfeffer in einer Pfanne in heißem Öl kurz anbraten und mehrmals wenden.

Die Pfanne vom Herd nehmen, die Leber salzen, 3 Eßlöffel saure Sahne hinzufügen und umrühren.

Den Spinat auf eine vorgewärmte Platte legen, in die Mitte eine Vertiefung drücken und das Leberragout hineinfüllen.

Vitaminanteil:
Vitamin A (20 000 I. E., reicht etwa für 1 Woche)
Vitamin D
Vitamin E

Vitamin B_1
Vitamin B_2
Nikotinsäure
Vitamin C.

Hirn »natur«

200 g Kalbshirn unter fließendem Wasser reinigen und die dünne Haut abziehen. Das Hirn salzen und in der Pfanne in Öl auf beiden Seiten etwa 5 Minuten braten.

Tip: Dazu passen Feldsalat oder Chinakohl.

Vitaminanteil:
alle Vitamine außer Vitamin D vorhanden.

Fleischletscho

200 g Zwiebelringe, 200 g kleingeschnittene Paprika, 200 g Tomaten und 4 zerdrückte Knoblauchzehen in einen Topf mit Maiskeimöl geben und andünsten lassen.

Wenn alles etwas glasig ist, 300 g gemischtes Rind- und Schweinehack hinzugeben, salzen, pfeffern und nochmals 10 Minuten weiterdünsten lassen. Öfter umrühren.

Tip: Dazu schmeckt Toast aus Vollkorn gut.

Vitaminanteil:
Vitamin A
Vitamin E
Vitamin B_1

Vitamin B_2
Nikotinsäure
reichlich Vitamin C.

Gefüllte Zwiebel

4 große Zwiebeln aushöhlen und das Innere klein hacken.

100 g Schweinehackfleisch und 200 g Rinderhackfleisch mit den kleingeschnittenen Zwiebeln mischen, Paprika, Pfeffer, Fondor und 1 Ei dazugeben und in die Zwiebeln füllen.

Parmesankäse darüberstreuen und Butterflöckchen daraufsetzen.

Im heißen Ofen in einer Glasbratpfanne zugedeckt 20 Minuten garen.

Vitaminanteil:
alle Vitamine außer Vitamin D ausreichend vorhanden.

Rindsroulade mit pikanter Füllung

2 dünne Rinderschnitzel pfeffern und salzen.

1 große Karotte raspeln, 2 Essiggurken kleinschneiden, Petersilie und Schnittlauch hacken.

Alles mit 50 g kleingewürfeltem, geräuchertem Speck mischen, auf die beiden Schnitzel verteilen und diese einrollen. Mit je 1 Zahnstocher feststekken.

Die Rouladen in einer Glasbratpfanne in den vorgeheizten Ofen schieben und zugedeckt 30–40 Minuten braten.

Vitaminanteil:

Der Tagesbedarf an Vitamin A wird gedeckt, die übrigen Vitamine sind ausreichend enthalten.

Hühnerleber in Weinsoße

200 g Hühnerleber waschen, abtropfen lassen, pfeffern, in Maiskeimöl anbraten und zugedeckt fertig garen lassen.

Dann 100 ml Rotwein hinzufügen, durchziehen lassen und salzen.

Vitaminanteil:

Vitamin A (etwa 7000 I. E., reicht für 2 Tage)
Vitamin D
Vitamin E
Vitamin B_1
Vitamin B_2
Nikotinsäure
Vitamin C.

Schweinskotelett mit Peperoni

2 frische Schweinskoteletts etwas klopfen, salzen, pfeffern und in heißem Öl zusammen mit 2 kleingeschnittenen sowie 2 ganzen Peperoni braten.

Die Koteletts aus der Pfanne nehmen, jeweils 1 Peperoni darauflegen und mit dem Bratensaft servieren.

Tip: Vollreis oder frische 5-Minuten-Kartoffeln sind eine geeignete Beilage.

Vitaminanteil:

Vitamin A ($^2/_3$ Tagesbedarf)

viel Vitamin C

Vitamine der B-Gruppe (besonders B_1 und B_6).

Schweinefilet »Baronesse«

2 kleine Schweinefilets mit Pfeffer, Fondor und Zwiebelsalz würzen und unter öfterem Wenden in heißem Öl braten.

200 g Champignons blättrig schneiden und dazugeben. Zugedeckt etwa 15 Minuten fertig dünsten.

Vitaminanteil:

reichlich Vitamin B_2 und Vitamin D, die anderen außer Vitamin E in geringer Menge.

Landgrafenschnitzel

200 g Pilze mit Pfeffer und Fondor würzen und in einer Pfanne mit Zwiebelstücken fast gar dünsten.

2 etwa 2 cm dicke Rinderfilets pfeffern und salzen und in Öl auf beiden Seiten braten.

$^1/_8$ l Rotwein zu den Pilzen geben und diese noch 2 Minuten durchziehen lassen.

Die Filets auf vorgewärmte Teller legen, die Pilze noch mit 1 Eßlöffel saurer Sahne anreichern und nach dem Umrühren auf das Fleisch geben. Mit Vollreis servieren.

Vitaminanteil:
reichlich Vitamin B_2
reichlich Vitamin D
die übrigen Vitamine in geringen Mengen.

Gefüllte Paprikaschoten

4 grüne Paprika waschen. Jeweils den Deckel abschneiden und aushöhlen.

200 g Hackfleisch mit 1 Ei und 4 Eßlöffeln Hafermark (Fertigprodukt) mischen, pfeffern und salzen und in die Paprika füllen.

Die Paprika in eine mit Öl gefettete Pfanne stellen, die Deckel daraufsetzen und zugedeckt 35 Minuten im Backofen garen.

Beim Anrichten die Paprikaschoten mit Tomatensoße übergießen.

Vitaminanteil:
alle Vitamine außer Vitamin D vorhanden.

Rahmherz

1 Kalbsherz in 2 Hälften schneiden und diese im Dampfdrucktopf 15 Minuten garen.

Das Herz in kleine Scheiben schneiden, den Bratenfond mit Fondor, Zwiebel und Knoblauchsalz würzen und mit 3 Eßlöffeln saurer Sahne abschmekken.

Das Fleisch mit der Soße mischen.

Vitaminanteil:

Vitamin A
Vitamin E
Vitamin B_1
Vitamin B_2
Vitamin B_3
Vitamin C.

Fischgerichte

Hecht mit Sauce Russe

Salz, Pfefferkörner, 1 Lorbeerblatt, Salbeiblätter und Zitronenscheiben in 1 l Wasser geben und aufkochen lassen.

3–4 Hechtscheiben in die Brühe legen, kurz aufwallen und 15 Minuten ziehen lassen.

1 Tomate und 1 Zitrone achteln und sternförmig auf eine vorgewärmte Platte legen.

2 Eßlöffel Mayonnaise mit 2 Eßlöffeln saurer Sahne und einer kleinen Dose Kaviar verrühren.

Die garen Fischscheiben ebenfalls sternförmig auf der Platte verteilen, mit etwas Petersilie bestreuen und Zitronenscheiben darauflegen.

Die Kaviarsoße in einem Schüsselchen dazu reichen.

Vitaminanteil:
Vitamin A
Vitamin B_1

Vitamin B_2
Nikotinsäure
Vitamin E
Vitamin C.

Argentinischer Fisch

Zwei Makrelen aufschlitzen, die Innereien herausnehmen, salzen, pfeffern, Chili (ein ganz scharfer Paprika) beigeben und mit kleingeschnittenen Tomaten, Zwiebeln, Kapern, Paprikaschoten, Knoblauch und einem nußgroßen Stück Butter eine Masse kneten und in die Fische füllen.

Die Makrelen in geölte Alufolie einschlagen und im vorgeheizten Ofen bei mittlerer Hitze etwa 20 Minuten garen.

Vitaminanteil:
für den Tagesbedarf ausreichende Mengen von allen Vitaminen vorhanden.

Fischfilet Monaco

Einige Seezungenteile mit Mehl bestäuben, durch eine Champignon-Ei-Mischung (kleingehackte Champignons mit 1 Ei verschlagen und salzen) ziehen, in heißes Öl legen und auf beiden Seiten gar braten.

Mit Zitronenscheiben garniert servieren.

Vitaminanteil:
alle Vitamine, auch Vitamin D, sind enthalten.

Gegrillte Forelle »St. Andrä«

2 frische Forellen ausnehmen und waschen. Dann mit Öl bestreichen, mit Fondor innen und außen würzen und je 1 Stück Butter in die Forellen legen.

Auf dem vorgeheizten Grill auf beiden Seiten 7 Minuten grillen. Mit Petersilie und Zitronenscheiben garniert servieren.

Vitaminanteil:
Vitamin A
Vitamin E
Vitamin B_1
Vitamin B_2
Nikotinsäure.

Budapester Fisch

Öl, Zwiebelringe und in Streifen geschnittene Paprikaschoten in eine Glasbratpfanne geben und andünsten lassen.

1 Stück Rotbarschfilet salzen, pfeffern, mit Paprika würzen und in die Pfanne legen.

Im Backofen weichdünsten lassen und öfter mit Rotwein übergießen.

Tip: Sie können den Fisch in der Pfanne anrichten.

Vitaminanteil:
alle Vitamine sind vorhanden.

Serbischer Karpfen

Mehrere Karpfenstücke salzen und rasch in heißem Öl braten.

Mit Knoblauchbutter servieren.

Tip: Als Beilage paßt Selleriesalat, der das Gericht gut abrundet.

Vitaminanteil:
alle Vitamine vorhanden.
Allizin
Mineralstoffe.

Goldbarsch Casanova

2 handtellergroße Goldbarschstücke in Mehl wenden, salzen, mit Zitrone beträufeln und schnell in Öl braten.

Auf einer vorgewärmten Platte servieren und Zitronenbutter (50 g Butter mit Fondor und dem Saft von 1 Zitrone verrühren) sowie Kaviar darauflegen.

Vitaminanteil:
alle Vitamine vorhanden.

Gebackene Shrimps

200 g frische Shrimps reinigen, salzen, mit Zitrone beträufeln und in Mehl und Ei wenden.

Die Shrimps in Öl ausbacken und mit Salatblättern garniert servieren.

Vitaminanteil:
alle Vitamine vorhanden.

Budweiser Karpfen

$^1/_2$ l Bier, Ei, Mehl und Salz mischen.

Mittelgroße Karpfenstücke hineinlegen, wenden und schnell in heißem Öl ausbacken.

Mit Zitronenstücken garnieren.

Vitaminanteil:
alle Vitamine vorhanden, besonders Vitamin B_1 und Vitamin C.

Gegrillte Fischspieße

Goldbarschstücke, Aalstücke, kleine Zwiebeln, Paprikaschoten und Schinkenspeckstücke abwechselnd auf Grillspieße stecken.

Alles salzen und einölen und im vorgeheizten Grill grillen.

Tip: Dazu reichen Sie einen gemischten Salat aus Tomaten, Paprikaschoten, Gurken und Zwiebelringen.

Vitaminanteil:
Vitamin A (reicht für 2 Tage)
reichlich Vitamin E
reichlich Vitamin C
Vitamin D
Vitamin B_1
Vitamin B_2
Vitamin B_3.

Wurzelfisch

Aus Karotten, Petersilienwurzeln, Zwiebeln, Knoblauch, Tomaten, Pfefferkörnern, Sellerie und Wasser eine Brühe bereiten.

4 Dorschfilets in die Brühe legen und 15–20 Minuten bei kleiner Flamme garen.

Den Fisch herausnehmen, das Gemüse passieren und mit Olivenöl mischen. Diese dicke Soße über die Fischstücke gießen und mit Petersilie bestreuen.

Vitaminanteil:
alle Vitamine und reichlich Mineralstoffe.

Fisch in der Wiese

$1/2$ Karpfen würzen, salzen und etwa 30 Minuten in einer mit Öl bestrichenen Alufolie im vorgeheizten Ofen garen.

Auf eine Anrichteplatte legen und darum herum Feldsalat, Lauch, Chinakohl, Löwenzahnblätter und Kräuterquark garnieren.

Den Karpfen mit zerlassener Butter übergießen.

Vitaminanteil:
alle Vitamine in ausreichender Menge vorhanden.

Fisch Valencia

In eine Bratpfanne Olivenöl, Salbeiblätter, Lorbeerblätter, schwarze und grüne Oliven, $1/4$ Zitrone, $1/4$ Orange, Zwiebelringe, Knoblauchzehen, Tomaten und Paprikaschoten geben und dünsten. Einen mittelgroßen, geputzten Fisch (zum Beispiel Heilbutt) dazugeben und im Ofen garen. Dann die garen Zutaten durch ein Sieb passieren; das gibt eine sehr pikante Soße.

Vitaminanteil:
alle Vitamine vorhanden.

Aufläufe und Eintöpfe

Gemüsereisfleisch

100 g geraspelte Karotten, 100 g geraspelte Sellerieknollen, 100 g kleingehackte Zwiebel, 200 g Vollwertreis und 200 g würfelig geschnittenes Schweinefleisch in Öl andünsten, salzen.

250–400 ml Wasser dazugeben und zugedeckt fertig garen.

Mit kleingehackter Petersilie bestreut servieren.

Vitaminanteil:
Vitamin A
Vitamin E
Vitamin B_1
Vitamin B_2
Nikotinsäure
Vitamin C.

Allround-Auflauf

250 g frische Kartoffeln dünn schälen, blättrig schneiden und in eine geölte Pfanne legen.

Darauf Schweinehackfleisch und kleingehackte Zwiebel verteilen, salzen und pfeffern, dann eine Lage klein geschnittene Tomaten und Paprikaschoten und obendrauf die restlichen Kartoffeln.

Das Ganze mit etwas Öl begießen, zudecken und im Ofen garen.

Schließlich 1 Ei mit reichlich Parmesankäse verrühren und darübergießen.

Den Auflauf nochmals ohne Deckel kurz in den heißen Ofen stellen.

Vitaminanteil:
Vitamin A
Vitamin E
Vitamin B_1
Vitamin C.

Risotto

Die gleiche Menge Vollreis (vorgekocht) und grüne Erbsen in eine Kasserolle geben, gut mischen, Wasser, Fondor und $^1/_{16}$ l Weißwein dazugeben, zudekken und gar dünsten.

Vitaminanteil:
reichlich Vitamin B_1
etwas Vitamin A
etwas Vitamin E.

Leberrisotto

200 g vorgekochten Vollreis mit 200 g Leberstückchen mischen, mit Fondor, Majoran, Pfeffer und kleingehackten Zwiebeln würzen. Öl und etwas Fleischbrühe oder Wasser dazugeben und zugedeckt etwa 30 Minuten garen.

Vitaminanteil:
Vitamin A
Vitamin B_1
Vitamin B_2
Vitamin E
Nikotinsäure
Vitamin C.

Elsässer Mürbteigpfanne

Aus 200 g Quark, 200 g Maiskeimöl und 250 g Vollweizenmehl mit etwas Salz einen Teig bereiten.

Mit einem Teil des Teigs eine Auflaufform dünn auslegen, Champignonstücke, Zwiebelringe und Schinkenspeckstücke darauflegen und oben mit kreuz und quer gelegten Teigstreifen verzieren.

Ohne Deckel im Backofen backen.

Vitaminanteil:
alle Vitamine einschließlich Vitamin D sind vorhanden, aber nur geringer Anteil an Vitamin A.

Bunte Spinatüberraschung

200 g kleingeschnittene Karotten garen, ebenso 200 g Erbsen und 200 g Spargelspitzen. Getrennt beiseite stellen.

10 große Spinatblätter waschen und abtropfen.

100 ml Wasser mit Fondor, Muskatnuß und Pfeffer würzen und aufkochen.

50 ml Sonnenblumenöl dazugießen und 50 g Vollweizenmehl einrühren, bis sich die Masse vom Kochlöffel löst.

Nach dem Auskühlen 2 große Eier hineinschlagen und gut verrühren. Eine Backform einölen, mit den Spinatblättern auslegen und abwechselnd Karotten, Erbsen, Teig und Spargelspitzen und wieder Teig schichtweise hineingeben und obendrauf Spinatblätter legen. Im Ofen backen, gut auskühlen lassen und auf eine Platte stürzen. In Scheiben geschnitten servieren.

Vitaminanteil:
reichlich Vitamin A
Vitamin B_1
Vitamin B_2
Vitamin B_{12}
Vitamin E
Nikotinsäure.

Überbackene Krautrouladen

Krautblätter mit heißem Wasser kurz übergießen, abtrocknen und mit einer Mischung aus Schweinehack, Pfeffer, kleingehackter Zwiebel, Fondor, Knoblauchzehen und Chilipfeffer belegen.

Die Krautblätter aufrollen und nebeneinander in eine Pfanne legen. Die Rouladen mit einer Mischung aus Parmesankäse, Ei und etwas Milch begießen und etwa 30 Minuten im Ofen backen.

Vitaminanteil:
viel Vitamin A
viel Vitamin C
Vitamin E
Vitamin B_1
Vitamin B_2
Folsäure.

Quarkauflauf

Mit einem Teil des Teigs von der Elsässer Mürbteigpfanne (Seite 168) eine Backform auskleiden.

200 g Quark, 2 Eßlöffel Dill, 2 Eßlöffel Schnittlauch, 2 Eßlöffel Petersilie, 2 Eßlöffel kleingehackte Zwiebeln, Knoblauch, 2 Eier und 2 Eßlöffel Hafermark zu einem Teig mischen und in die Form füllen.

35 Minuten im Ofen backen.

Mit etwas gehackter Kräutermischung bestreut servieren.

Vitaminanteil:

Vitamin A
Vitamin E
Vitamin B_1
Vitamin B_2
Vitamin C.

Bohnengulasch

200 g weiße Bohnen über Nacht einweichen.

Kleingeschnittene Peperoni, kleingeschnittene rote Paprikaschoten, kleingehackte Zwiebel, rotes Paprikapulver, Fondor und etwas Pfeffer vermischen und die Bohnen dazugeben.

Alles zusammen mit Olivenöl und 400 ml Wasser in eine Kasserolle füllen, zudecken und garen. Wenn die Bohnen weich sind, ist das Gericht fertig.

Vitaminanteil:
alle B-Vitamine
Vitamin C.

Kartoffelgulasch

3 große Zwiebeln (etwa 400 g) schälen und in Ringe schneiden.

4 große Kartoffeln in kleine Würfel schneiden.

Peperoni sowie rote und grüne Paprikaschoten kleinschneiden.

Die Zwiebelringe in Öl andünsten, bis sie glasig sind. Dann die übrigen Zutaten dazugeben und mit rotem Paprika würzen.

So viel Wasser hinzufügen, daß alles bedeckt ist. Kochen lassen. Wenn das Wasser verkocht ist, ist das Gulasch fertig.

Vitaminanteil:
alle Vitamine außer Vitamin D vorhanden.

Vollkorn-Schinken-Auflauf

2 große Eier mit 100 g Maiskeimöl, 100 g Vollweizenmehl und 150 g kleingeschnittenem Schinken mischen und mit Fondor abschmecken. Eine Ringform mit Öl einstreichen, die Masse einfüllen und im Backofen etwa 40 Minuten backen.

Nach dem Abkühlen auf eine Platte stürzen und das Innere des Rings mit einer rosenförmig zerteilten Tomate schmücken, die mit Feldsalatblättern umgeben wird.

Vitaminanteil:
Vitamin A
Vitamin D
Vitamin E
Vitamin B_1
Vitamin B_2
Vitamin C.

Kartoffelüberraschung

6 frische Kartoffeln mit einer Bürste unter fließendem Wasser reinigen und in dünne Scheiben schneiden.

Öl in eine Pfanne geben, die Kartoffelscheiben darin verteilen und mit Fondor bestreuen. Zugedeckt 10 Minuten braten, bis die Kartoffeln eine braune Kruste bekommen.

Geriebenen Hartkäse mit 1 gequirlten Ei mischen und über die Kartoffeln gießen.

Wenn das Ei gestockt ist, ist das Gericht fertig. Mit Schnittlauch überstreuen.

Vitaminanteil:
reichlich Vitamin C, da die Kartoffeln mit Schale verwendet werden und die Garzeit kurz ist.
Vitamin A
Vitamin B_1
Vitamin B_2
Vitamin E.

Salzige Karottentorte

Je 150 g Karotten und Haselnüsse fein reiben, mit 50 g Vollweizenmehl, 50 g Öl, etwas geriebener Zitronenschale und Fondor mischen und 2 Eier sowie Eischnee von 2 Eiweiß daruntergeben.

Den Teig in eine Form füllen und etwa 40 Minuten im Ofen backen.

Tip: Sie können die Torte zu einem pikanten Salat essen oder geben sie – kleingeschnitten – als Einlage in eine Fleischbrühe.

Vitaminanteil:
reichlich Vitamin A.

Polentakuchen mit Rahmschnittlauch

200 g Maisgrieß, 200 ml Milch und 2 Eßlöffel Maiskeimöl mit etwas Salz in $1/2$ l Wasser geben und kochen, bis die Masse eingedickt ist.

2 Eier verquirlen und unter den Maisgrieß mischen.

Den Teig in kleine Formen füllen und im Wasserbad bis zum Erstarren kochen.

Vitaminanteil:
Vitamin A
Vitamin E
Vitamin B_1
Vitamin B_2
Nikotinsäure
Vitamin C.

Gemüsegerichte

Bunte Gemüseplatte

200 g Karotten würfeln und ebenso wie 200 g Erbsen und 200 g Schnittbohnen dünsten.

Auf einer Platte getrennt servieren, mit 1 geviertelten, hartgekochten Ei garnieren und mit kleingehackter Petersilie bestreuen.

Vitaminanteil:

alle Vitamine außer Vitamin D in ausgewogener Menge vorhanden, ebenso reichlich Mineralstoffe.

Folienkartoffeln

5 große Frühkartoffeln mit einer Bürste reinigen und auf einer Seite kreuzförmig einschneiden.

70 g Butter mit Dill, Schnittlauch und Petersilie mischen und zu einer Rolle formen.

Kräuterbutter und Salz in die Kartoffeln füllen, diese in Alufolie wickeln und im Ofen braten.

Tip: Die Kartoffeln können zu einer Fleischspeise gegessen oder als Hauptgericht mit einem Salat serviert werden.

Vitaminanteil:
hauptsächlich Vitamin C und Mineralstoffe.

Schnittbohnen in Rahmsoße

300 g geschnittene grüne Bohnen in Maiskeimöl oder einem anderen Öl dünsten und mit Fondor würzen.

Wenn die Bohnen gar sind, langsam 3–4 Eßlöffel mit Dill vermischte saure Sahne einrühren.

Vitaminanteil:
alle Vitamine vorhanden.

Überbackene Tomaten

4 größere Tomaten waschen und aushöhlen.

200 g Champignons kleinhacken und mit 1 Ei verrühren. Mit kleingehackter Zwiebel und Fondor würzen.

Die Champignons in die Tomaten füllen. Diese in

eine eingeölte Glasbratpfanne setzen und 15–20 Minuten im Ofen backen.

Mit gehackter Petersilie bestreut servieren.

Vitaminanteil:
Vitamin A
Vitamin D
Vitamin E
Vitamin B_2
Vitamin C
reichlich Mineralstoffe.

Blumenkohl »natur«

1 mittleren Blumenkohl waschen, halbieren und etwa 6 Minuten im Dampfdrucktopf garen.

100 ml saure Sahne mit kleingehacktem Schnittlauch, Fondor und 1 Prise Muskat würzen und den Blumenkohl vor dem Servieren damit übergießen.

Vitaminanteil:
alle Vitamine, auch Vitamin D, ausreichend vorhanden.

Fenchel, gedünstet

3 Fenchelknollen waschen, vierteln und in Olivenöl mit Knoblauchzehen und etwas Dill dünsten.

Mit Salz und Fondor abschmecken.

Vitaminanteil:
reichlich Vitamin A
reichlich Vitamin C

Vitamin B_2
Vitamin E.

Rahmkartoffeln im Kressering

6 mittlere Kartoffeln mit Schale im Dampfdrucktopf 5 Minuten garen.

100 g Gartenkresse unter fließendem Wasser waschen und in Blättchen zupfen.

Die Kartoffeln schälen, vierteln, mit Fondor bestreuen und auf einer Platte aufhäufen.

4 Eßlöffel saure Sahne darübergießen und mit der Kresse umlegen.

Vitaminanteil:
sehr viel Vitamin C.

Tomatensoße

5 große Tomaten waschen und in einem Mixer pürieren.

Eine Schwitze aus Mehl, Öl, kleingehackter Zwiebel, Salz und Fondor bereiten und das Tomatenpüree dazugeben. Einige Male kurz aufwallen lassen.

Vitaminanteil:
besonders viel Vitamin A
die anderen Vitamine außer Vitamin D vorhanden.

Spinatgemüse

Eine Schwitze aus Vollweizenmehl und Öl bereiten.

5 Knoblauchzehen zerdrücken und zusammen mit Salz hinzugeben.

300 g Spinatblätter waschen, in einem Mixer pürieren und ebenfalls in die Mehlschwitze geben.

Eventuell noch etwas Wasser hinzufügen und alles einige Male aufwallen lassen. Abschmecken.

Vitaminanteil:
Vitamin A (2000 I. E.)
Vitamin C (Tagesbedarf)
die anderen Vitamine außer Vitamin D vorhanden.

Wirsingkohl mit Kräutermayonnaise

1 mittelgroßen Wirsingkohl waschen, vierteln und etwa 5 Minuten im Dampfdrucktopf garen.

100 ml Mayonnaise mit kleingehacktem Schnittlauch, Dill, Petersilie und zerdrückten Knoblauchzehen mischen.

1 oder 2 Viertel des Kohls auf einen Teller geben, Fondor darüberstreuen und einige Löffel Kräutermayonnaise daraufsetzen.

Vitaminanteil:
alle Vitamine vorhanden.

Kürbis in Dillrahmsoße

1 mittleren Kürbis aushöhlen, schälen und in Würfel schneiden. In einigen Eßlöffeln Öl zugedeckt dünsten.

Kurz bevor die Würfel gar sind, 150 ml saure Sahne und kleingehackten Dill unterrühren.

Vitaminanteil:
alle Vitamine vorhanden.

Balkanmischung

Je 200 g grüne und rote Paprikaschoten sowie Tomaten und Zwiebeln klein schneiden und zusammen mit einigen zerdrückten Knoblauchzehen in 4 Eßlöffeln Öl in einer Kasserolle zugedeckt dünsten.

Mit Fondor würzen und mit frischen Kräutern servieren.

Vitaminanteil:
reichlich Vitamin A
reichlich Vitamin C
reichlich Vitamin B_2.

Minutenkartoffel

4 Frühkartoffeln mit sehr dünner Schale waschen, in dünne Scheiben schneiden und unter leichtem Wenden in einer Pfanne in Öl braten. Fondor, Majoran und etwas Kümmel darüberstreuen und servieren.

Vitaminanteil:
reichlich Vitamin C
geringe Mengen der anderen Vitamine.

Pfifferlinge

400 g Pfifferlinge waschen und zusammen mit etwas kleingehackter Zwiebel, Petersilie und Fondor weichdünsten. Mit Petersilie umlegt servieren.

Vitaminanteil:
B-Vitamine (B_1, B_2, Nikotinsäure)
Vitamin C
Vitamin E
Vitamin D
reichlich Mineralstoffe.

Süße Nachspeisen

Quarkpfannkuchen

Aus 50 g Vollweizenmehl, 1 Ei, $^1/_8$ l Milch und 1 Prise Salz einen Rührteig bereiten. Daraus 4 Pfannkuchen rollen.

200 g Quark, 1 Eßlöffel Honig, 50 g Rosinen und 1 Ei mischen und auf die Pfannkuchen verteilen.

Diese zusammenrollen, nebeneinander in eine Pfanne legen, mit saurer Sahne übergießen und 20 Minuten im Ofen backen.

Vitaminanteil:
alle Vitamine vorhanden.

Obstsalat

1 große Orange, 1 Apfel, 1 Kiwi und 1 Banane schälen und in kleine Teile schneiden.

2 Eßlöffel Honig mit $^1/_8$ l Jerez (spanischer Dessertwein) verrühren und mit den Obststücken vermischen.

Den Obstsalat in flache Glasschüsseln verteilen, mit geriebenen Nüssen überstreuen und 1 kleinen Löffel Schlagsahne daraufsetzen.

Vitaminanteil:
Vitamin A
Vitamin D
Vitamin E
Vitamine der B-Gruppe (B_1, B_2, B_6)
Vitamin C.

Erdbeerküsse

2 Eiweiß zu steifem Schnee schlagen und vorsichtig 120 g Zucker unterheben.

20 Oblaten von etwa 2 cm Durchmesser auf ein Backblech legen und kleine Häufchen des Eischnees daraufsetzen. Im halbgeöffneten Backofen trocknen.

100 ml süße Sahne steif schlagen, gewaschene und entstielte Erdbeeren daruntermischen und in die Hälfte der ausgekühlten Eiweißbusserln füllen. Die anderen Oblaten daraufsetzen.

Vitaminanteil:

reichlich Vitamin A
reichlich Vitamin C
alle anderen Vitamine vorhanden.

Orangencreme

2 Orangen halbieren und das Fleisch würfeln.

Mit 200 g Quark, abgeriebener Orangenschale und 3 Eßlöffeln Honig gut mischen.

Die ausgehöhlten Orangenhälften mit der Quark-Orangen-Mischung füllen und mit je 1 dünnen Orangenscheibe garnieren.

Vitaminanteil:
alle Vitamine vorhanden.

Obsttorte

Tiefgekühlten Blätterteig auftauen, eine Obsttortenform damit auslegen und kurz im Ofen backen. Nach dem Erkalten den Teig außen mit sektorenförmig zerteilten Aprikosen belegen, in der Mitte mit roten Johannisbeeren und innen mit Kiwischeiben.

Alles mit Fruchtgelee bedecken, im Kühlschrank erstarren lassen und vor dem Servieren mit Schlagsahne verzieren.

Vitaminanteil:
Vitamin A
Vitamin E
Vitamin B_1
Vitamin B_2
Vitamin C.

Gefüllte Birne

2 größere Birnen halbieren, aushöhlen und schälen. Einzeln in Alufolie einschlagen und 20 Minuten im Ofen garen.

Nach dem Auskühlen mit entkernten Sauerkirschen, Ananasstücken und Zuckermelonenstücken füllen.

Einen Schuß Maraschino darübergeben und mit weicher, mit Schlagsahne verdünnter Schokolade übergießen.

Vitaminanteil:
alle Vitamine ausgewogen vorhanden.

Fruchtpalette in Gelee

Früchte der Wahl säubern und kleinschneiden.

Die Obststücke mit Honig süßen und in kleine Förmchen geben. Ein Tortengelee nach Packungsanweisung herstellen und darübergießen.

Nach dem Erstarren die gelierten Früchte auf Dessertteller stürzen, mit Schlagsahne verzieren und kreisförmig mit den restlichen Fruchtstücken umlegen.

Vitaminanteil:
vorwiegend Vitamin A und C.

Andalusische Zuckermelone

2 kleine Zuckermelonen halbieren, aushöhlen, die Kerne entfernen und das Fruchtfleisch würfeln.

Die Melonenstücke einige Zeit in Jerez (spanischer Dessertwein) stehen lassen, dann in die Melonenschalen füllen, in der Mitte etwas anhäufeln und mit kandierten Kirschen sowie dünnen Orangenschalen verzieren.

Vitaminanteil:
vorwiegend Vitamin A und C.

Früchtereispudding

100 g Vollreis gar kochen.

1 Eigelb, Honig, kleingeschnittene Ananas, Kiwis und Erdbeeren sowie das steif geschlagene Eiweiß unter den Reis mischen.

In kleine Formen füllen und kurz in den vorgewärmten Ofen schieben. Erkalten lassen.

Mit etwas Schlagsahne und je 1 Kiwifrucht garniert servieren.

Vitaminanteil:
alle Vitamine ausgewogen vorhanden.

Flambierte Bananen

2 Bananen schälen und der Länge nach halbieren.

Gehackte Nüsse und halbierte kernlose Weintrauben mischen und darauflegen und Honig darübergießen.

Jeweils eine Bananenhälfte auf einen Dessertteller legen, mit einem klaren Schnaps übergießen und anzünden.

Vitaminanteil:
B-Vitamine (B_1, B_2, Nikotinsäure, B_6)
Vitamin E
Vitamin C.

Bratäpfel in Folie

6 Äpfel waschen, das Kerngehäuse von der Stengelseite her entfernen und eine Mischung aus Rosinen, Honig und Zimt einfüllen. Jeden Apfel in Alufolie packen und 20 Minuten im Backofen braten.

Vitaminanteil:
alle Vitamine vorhanden.

Fruchtigel

2 größere Birnen in Zuckerwasser weichdünsten. Nach dem Erkalten das Kerngehäuse entfernen.

Aus gehackten Nüssen, kleinen Himbeeren, Rosinen und Honig eine Mischung herstellen und in die Birnen füllen.

Alles mit Fruchtgelee bedecken und erstarren lassen.

Die Birnenhälften umdrehen und auf Dessertteller legen.

Mandeln in kleine Stifte schneiden und in die Birnen stecken, so daß diese wie Igel aussehen. Vorne noch 2 Gewürznelken als »Augen« hineindrücken.

Vitaminanteil:
vorwiegend Vitamin C.

Erdbeerfruchtrahm

400 g gereinigte Erdbeeren mit 250 ml saurer Sahne und Honig gut verrühren, in Schüsseln anrichten und jeweils mit einer ganzen Erdbeere garnieren.

Vitaminanteil:
Vitamin A
Vitamin E
Vitamin B_2
Vitamin C.

Kirschwunder

300 g rote Kirschen entkernen und etwas zerkleinern.

2 Eiweiß zu steifem Schnee schlagen und 80 g Zucker unterziehen. Die Kirschen unter den Eischnee heben und kurz in einer Auflaufform im Ofen backen, bis er oben leicht anbräunt.

Vitaminanteil:
viel Vitamin A
Vitamine der B-Gruppe (B_1, B_2, Nikotinsäure, B_6)
Vitamin E
Vitamin C.

6

Auf einen Blick: alle Lebensmittel mit ihren Vitaminen

Die Hagebutte – eine Vitamin-C-Bombe!

Vom Aal bis zur Zitrone sind auf den nachfolgenden Seiten die wichtigsten und am häufigsten verwendeten Lebensmittel mit ihren jeweiligen Vitaminen aufgeführt. Ein Blick auf die Liste zeigt, daß zum Beispiel Samen (von Pflanzen), Getreidekörner, Nüsse, Knollen (Wurzeln), grüne Blätter, Früchte, Milch und Eigelb am vitaminreichsten sind. Geradezu eine Vitamin-C-Bombe ist die Hagebutte!

Am vitaminärmsten dagegen sind reine Kohlenhydratnahrung, Feinmehl, Stärke, Zucker, aber auch rein tierische Fette – mit Ausnahme von Lebertran und Butter – und Muskelfleisch. Lebertran ist bekanntlich das aus der frischen Leber des Kabeljaus

(Dorsch) und des Schellfischs ausgeschmolzene fette Öl; er enthält die Vitamine A und D, dient zur Verhütung von Rachitis und Knochenerweichung sowie als Stärkungs- und Kindernährmittel. Grönländer, Lappen und Eskimos verwenden Lebertran schon seit Jahrhunderten als Nahrungsmittel.

Die nachfolgenden Tabellen geben Ihnen an, *wieviel* von *welchen Vitaminen* jeweils der *genießbare Teil von 100 Gramm eingekaufter Ware* enthält.

Das Zeichen + bedeutet, daß das entsprechende Vitamin wohl vorhanden ist, ohne daß jedoch eine genauere Gewichtsangabe gemacht werden kann. Der Punkt . bedeutet: nicht enthalten. Werte in Klammern sind nur ungefähre Angaben. Weitere Erläuterungen finden Sie in den Fußnoten.

Der genießbare Teil von 100 g eingekaufter Ware enthält ...

Vitamine:

Lebensmittel	A µg	B_1 mg	B_2 mg	Nikotin-säure mg	C mg	E mg
Lebensmittel tierischer Herkunft						
Fleisch und Fleischwaren*						
Schweinefleisch, sehr mager	.	0,70	0,15	3,5	.	0,4
Schweinefleisch, mager	.	0,70	0,15	3,5	.	.
Schweinefleisch, mittelfett	.	0,70	0,15	3,5	.	.
Schweinefleisch, fett	.	0,40	0,10	2,5	.	.
Schweinefleisch, sehr fett	+	0,35	0,10	2,5	.	.
Rindfleisch, sehr mager	.	0,10	0,20	4,5	.	0,7
Rindfleisch mager	.	0,05	0,15	4,0	.	0,6
Rindfleisch, mittelfett	10	0,05	0,15	4,0	.	0,4
Rindfleisch, fett	.	0,05	0,15	3,5	.	.
Hackfleisch (halb und halb)	5	0,40	0,15	4,0	.	.
Kalbfleisch, mittelfett	.	0,10	0,20	5,0	.	0,1
Hammelfleisch, mittelfett	+	0,10	0,10	3,0	+	0,5
Kaninchenfleisch	+	0,10	0,05	7,0	2	0,8
Pferdefleisch	16	0,10	0,10	3,5	1	.
Herz, Durchschnitt aus Rind und Kalb	6	0,40	0,80	5,5	(4)	0,4
Hirn (Kalb)	.	0,20	0,20	3,5	18	1,9
Kaldaunen (Kutteln)	.	+	.	3,0	.	1,0
Leber (Kalb)	4000	0,25	2,45	16,5	39	1,2
Leber (Rind)	7760	0,30	2,70	13,5	28	0,6
Leber (Schwein)	3290	0,30	2,95	14,5	21	0,4
Lunge (Kalb)	.	0,10	0,25	3,0	30	.
Niere (Kalb)	185	0,35	2,20	5,5	11	0,2
Zunge (Rind)	+	0,10	0,20	3,5	.	.
Schinken, geräuchert, roh	+	0,50	0,20	3,0	.	.
Schinken, gekocht	+	0,50	0,25	3,5	+	.
Speck, fett	+	0,20	0,05	0,5	.	.
Speck, durchwachsen	+	0,40	0,15	2,0	.	0,6
Blutwurst	.	.	.	.	.	.

* einschließlich des Nährwertes der eingewachsenen auskochbaren Knochen

Der genießbare Teil von 100 g eingekaufter Ware enthält . . .

Vitamine:

Lebensmittel	A µg	B_1 mg	B_2 mg	Nikotin-säure mg	C mg	E mg
Bratwurst	.	0,40	0,10	2,0	.	0,3
Fleischwurst	.	0,20	0,25	2,5	.	.
Leberkäse	.	0,05	0,15	2,5	.	.
Leberwurst	1430	0,20	0,90	3,5	.	0,7
Leberwurst, mager	1725	0,15	1,10	4,5	.	.
Mettwurst (Braunschweiger Mettwurst)	.	(0,20)	(0,15)	(2,5)	.	.
Mortadella	+	0,10	0,15	3,0	+	.
Salami	+	0,15	0,20	2,5	+	0,7
Schwartenmagen	.	0,05	0,10	1,0	.	.
Zervelatwurst	.	.	.	.	.	.
Dosenwürstchen	.	0,03	0,10	3,0	.	.
Frankfurter Würstchen	+	0,20	0,20	2,5	.	0,6
Kasseler Rippchen	+	.	.	.	.	.
Fleischkonserven (Roastbeef)	.	0,05	0,20	3,5	.	0,5
Corned beef, deutsch	.	0,03	0,10	3,0	.	.
Bratensoße, kochfertig	.	.	.	.	.	.
Fleischbrühe	.	.	.	.	.	.
Gekörnte Brühe	.	.	.	.	.	.
Knochen (auskochbarer Wert i. D.)	.	.	.	.	.	.
Gelatine	+	+	+	+	+	2,3
Hase	.	0,05	0,05	6,5	.	0,4
Reh (Rücken)	.	.	0,20	.	.	.
Wildgeflügel i. D.	45	(0,05)	(0,10)	(5,0)	.	0,7
Ente	.	0,25	0,15	3,0	(6)	.
Gans	41	0,10	0,15	4,0	.	1,7
Huhn (Brathuhn)	7	0,05	0,10	5,0	2	0,3
Suppenhuhn	.	0,10	0,15	8,0	.	1,0
Truthahn (Puter)	+	0,10	0,10	6,0	.	0,8

Der genießbare Teil von 100 g eingekaufter Ware enthält ...

Vitamine:

Lebensmittel	A µg	B_1 mg	B_2 mg	Nikotin-säure mg	C mg	E mg
Fische und Fischwaren						
Aal	520	0,10	0,20	1,5	1	5,6
Heilbutt	70	0,05	0,05	4,5	.	0,7
Hering* (ganzer Fisch)	25	0,05	0,15	2,5	0,3	1,1
Hering, Filet	40	0,05	0,25	4,5	0,5	.
Hering, Rogen	.	0,05	0,40	.	.	.
Kabeljau, Dorsch (ganzer Fisch)	.	0,03	0,02	1,0	1	0,2
Kabeljau, Dorsch (Filet)	.	0,05	0,05	2,0	2	.
Rotbarsch, Goldbarsch (ganzer Fisch)	.	0,05	0,05	1,5	2	0,6
Rotbarsch, Goldbarsch (Filet)	.	0,10	0,10	2,5	3	.
Schellfisch (ganzer Fisch)	10	0,03	0,10	2,0	.	0,2
Schellfisch (Filet)	17	0,05	0,15	3,0	.	0,2
Seelachs (ganzer Fisch)	7	0,05	0,25	2,5	.	.
Seelachs (Filet)	11	0,10	0,35	4,0	.	.
Forelle (Bach-Regenbogenforelle)	23	.	0,15	2,0	.	0,2
Hecht	8	0,05	0,05	0,9	.	0,1
Karpfen	.	.	0,02	0,1	(1)	0,3
Aal, geräuchert	1300	0,10	0,25	3,0	.	.
Bückling, geräuchert	9	0,03	0,20	2,0	.	1,1
Seelachs, geräuchert	9	0,05	0,10	2,5	.	.
Hering, mariniert (Bismarckhering)	45	.	0,10	.	.	.
Salzhering (Pökelhering)	20	0,02	0,15	1,5	+	.
Matjeshering (ganzer Fisch)	.	.	.	.	.	.
Heringe in Soßen	.	.	.	.	.	.
Lachs in Büchsen	58	0,05	0,15	6,5	+	.
Ölsardinen (nur abgetropfte feste Teile)	60	0,05	0,30	6,5	+	1,7

* Fangzeit Juli bis November

Der genießbare Teil von 100 g eingekaufter Ware enthält . . .

Vitamine:

Lebensmittel	A µg	B_1 mg	B_2 mg	Nikotin-säure mg	C mg	E mg
Thunfisch in Öl (feste und flüssige Anteile)	370	0,05	0,05	11,0	+	.
Krabben in Büchsen	18	+	0,05	2,0	.	1,2
Stockfisch (Kabeljau, Schellfisch, getrocknet)	.	0,05	0,05	2,0	+	.
Eier						
Hühnerei (Gesamtei-Inhalt)	265	0,10	0,25	0,1	+	0,9
Hühnerei, Stück ca. 57 g	150	0,05	0,15	0,05	+	.
Hühnerdotter (Flüssigeigelb)	1490	0,30	0,40	0,1	+	3,0
Hühnereiklar (Flüssigeiweiß)	+	0,02	0,30	0,1	0,3	.
Hühnervollei, getrocknet (Trockenvollei)	.	0,45	1,40	0,2	+	5,5
Milch und Milcherzeugnisse						
Kuhmilch, 3,5% Fett (Trinkmilch)	32* 12**	0,04	0,20	0,1	2,0	0,1
Kuhmilch (Roh-, Vorzugsmilch)	35* 15**	0,04	0,20	0,1	2,0	0,1
Magermilch (Entrahmte Milch)	.	0,05	0,15	.	.	+
Buttermilch	12	0,03	0,15	0,1	0,6	0,1
Kondensmilch, ungez. (7,5% Fett)	65	0,07	0,35	0,2	2,1	0,2
Kondensmilch (10% Fett)	85	0,10	0,50	0,3	2,7	0,2
Kondensmilch (entrahmt)	.	0,10	0,40	.	.	.
Trockenvollmilch (Vollmilchpulver)	295	0,25	1,30	0,7	2,0	0,8

* Wert für Mai bis November ** Wert für Dezember bis Mai

Der genießbare Teil von 100 g eingekaufter Ware enthält ...

Vitamine:

Lebensmittel	A µg	B_1 mg	B_2 mg	Nikotinsäure mg	C mg	E mg
Trockenmagermilch (Magermilchpulver)	12	0,35	2,20	1,1	2,0	+
Schlagsahne mit mindestens 28% Fett	330* 140**	0,03	0,15	0,1	1,0	0,8
Sahne (Rahm)	80	0,05	0,15	0,1	.	.
Trinkmilch-Joghurt	35* 20**	0,05	0,25	0,2	2,0	0,1
Eiscreme	130	0,05	0,25	0,1	+	0,7
Hartkäse, vollfett (45% Fett i. Tr.)	240	0,05	0,35	0,2	+	0,4
Hartkäse, dreiviertelfett (30% Fett i. Tr.)	130	0,05	0,35	0,1	+	0,2
Weichkäse, halbfett (20% Fett i. Tr.)	45	0,05	.	.	+	.
Edamer Käse, fett (40% Fett i. Tr.)	165	0,05	0,35	0,1	+	0,3
Doppelrahmfrischkäse (60% Fett i. Tr.)	320	0,05	0,30	(0,1)	+	0,7
Camembert (45% Fett i. Tr.)	600	0,05	0,45	1,5	+	0,5
Schmelzkäse (45% Fett i. Tr.)	550	0,05	0,40	0,2	.	.
Schmelzkäse, halbfett	150	+	0,50	0,2	.	.
Magerkäse, unter 10% Fett i. Tr.	30	0,05	0,05	+	1	.
Speisequark, mager	13	0,05	0,30	0,1	1,0	+
Schichtkäse (15% Fett i. Tr.)	30	0,05	0,30	0,1	.	.
Sahnequark (40% Fett i. Tr.)	110	0,05	0,20	0,1	.	0,3
Öle und Fette (pflanzliche und tierische)						
Butter Deutsche Markenbutter	730* 340**	0,01	0,02	0,03	+	2,2

* Wert für Mai bis November ** Wert für Dezember bis April

Der genießbare Teil von 100 g eingekaufter Ware enthält . . .

Vitamine:

Lebensmittel	A µg	B_1 mg	B_2 mg	Nikotinsäure mg	C mg	E mg
Margarine	590*	+	+	+	+	20,2
Mayonnaise	3	0,05	0,05	0,2	6	58,0
Rindertalg	260	+	+	+	1	1,3
Schweineschmalz	+	+	+	+	+	2,2
sonstige pflanzliche Fette und Öle (Olivenöl)	(40)	.	.	.	.	13,7
Lebensmittel pflanzlicher Herkunft						
Getreideerzeugnisse						
Vollreis	+	0,40	0,10	5,0	+	4,5
Reis, poliert	+	0,05	0,03	1,5	+	0,4
Gerstengraupen	.	0,10	0,10	3,1	+	0,2
Haferflocken	.	0,40	0,15	1,0	.	3,7
Weizengrieß	.	0,10	0,05	1,5	.	1,8
Corn flakes	+	.	0,05	1,4	+	0,4
Eierteigwaren (Nudeln, Makkaroni, Spaghetti u. ä.)	60	0,20	0,10	2,0	.	0,3
Weizenmehl, Type 1050	+	0,45	.	.	.	3,7
Weizenmehl, Type 550	20	0,10	0,10	0,5	+	2,0
Roggenmehl, Type 1150	+	0,20	0,10	1,2	.	.
Kartoffelstärkemehl	+	+	+	+	+	.
Maisstärkemehl	+	+	0,01	+	+	.
Puddingpulver	17	0,05	0,15	+	+	.
Roggenvollkornbrot	50	0,20	0,15	0,5	.	2,4
Roggenbrot	+	0,15	0,10	1,0	.	0,2
Brötchen (Semmeln)	+	0,10	0,05	1,0	+	0,4
Mischbrot (Roggen-Weizen)	.	0,15	0,10	1,5	.	.
Weizenvollkornbrot	.	0,25	0,15	3,3	+	.
Knäckebrot	+	0,20	0,20	1,0	+	4,0
Zwieback, eifrei	.	.	.	1,5	.	2,5

* Vitamin-A-Wert nach Höhe der Vitaminierung

Der genießbare Teil von 100 g eingekaufter Ware enthält ...

Vitamine:

Lebensmittel	A µg	B_1 mg	B_2 mg	Nikotin-säure mg	C mg	E mg
Biskuit	.	.	.	.	.	2,3
Kuchen i. D.	50	0,15	0,10	0,5	1	.
Paniermehl	.	.	.	.	.	.
Klare Suppen mit Einlagen	.	.	.	.	.	.
Gebundene Suppen mit Getreideerzeugnissen	.	.	.	.	.	.
Gebundene Suppen mit Hülsenfrüchten	.	.	.	.	.	.
Kartoffeln						
Kartoffeln mit Schalen	4	0,10	0,05	1,0	12	0,1
Kartoffeln ohne Schalen	5	0,10	0,05	1,0	15	.
Trockenkartoffeln	40	0,25	0,10	5,0	26	.
Kartoffelknödelmehl	.	.	.	.	.	.
Pommes frites (erhitzte)	+	0,15	0,02	2,6	21	7,3
Hülsenfrüchte						
Bohnen, weiße	65	0,45	0,15	2,0	3	2,3
Erbsen, gelbe, geschält	20	0,70	0,20	3,0	1	4,9
Linsen	20	0,45	0,25	2,0	.	1,3
Sojamehl, vollfett (Sojaflocken)	15	0,75	0,30	2,0	+	21,0
Süßwaren						
Zucker	.	.	.	.	.	.
Bonbons i. D.	.	.	.	.	.	.
Vollmilchschokolade	25	0,10	0,40	0,5	+	2,9
Pralinen i. D.	.	.	.	.	.	.
Kakaopulver, schwach entölt	8	0,10	0,10	1,9	.	3,2

Der genießbare Teil von 100 g eingekaufter Ware enthält ...

Vitamine:

Lebensmittel	A µg	B_1 mg	B_2 mg	Nikotinsäure mg	C mg	E mg
Bienenhonig i. D.	+	+	0,05	0,1	2	.
Marmelade i. D.	.	+	+	+	8	.
Bierhefe, getrocknet	.	12,00	3,75	44,8	+	.
Gemüse						
Blumenkohl	4	0,05	0,05	0,4	43	0,1
Bohnen, grün (Schnittbohnen)	50	0,05	0,15	0,5	18	0,3
Chicorée	190	0,05	0,05	0,2	9	.
Endiviensalat	145	0,05	0,10	0,3	7	.
Erbsen, grün	35	0,10	0,05	1,0	10	1,2
Feldsalat (Rapunzel)	310	0,05	0,08	0,4	34	.
Grünkohl (Braunkohl)	350	0,05	0,15	1,0	54	.
Gurken, ungeschält	21	0,01	0,02	0,2	1	0,2
Kohlrabi	30	0,05	0,03	1,2	36	.
Kohlrübe	14	0,05	0,05	0,7	27	.
Kopfsalat	105	0,05	0,05	0,3	7	0,3
Kürbis	230	0,05	0,05	0,4	6	1,0
Lauch	+	0,05	0,05	0,3	17	1,2
Meerrettich	2	0,05	0,05	0,3	60	.
Möhren (Karotten, Mohrrüben)	1120	0,05	0,05	1,0	5	0,6
Paprikafrüchte, Paprikaschoten	230	0,05	0,05	0,3	107	0,5
Radieschen	3	0,05	+	0,5	24	.
Rettich	1	0,05	0,02	0,3	22	.
Rhabarber	9	0,02	0,02	0,2	8	0,2
Rosenkohl	65	0,10	0,15	0,5	84	0,9
Rote Bete	2	0,02	0,03	0,2	8	.
Rotkohl (Blaukraut)	4	0,05	0,05	0,4	39	.
Schwarzwurzeln	2	0,05	0,02	0,2	2	+
Sellerie	2	0,05	0,05	0,7	6	1,9
Spargel	4	0,10	0,10	0,5	16	2,1

Der genießbare Teil von 100 g eingekaufter Ware enthält ...

Vitamine:

Lebensmittel	A µg	B_1 mg	B_2 mg	Nikotinsäure mg	C mg	E mg
Tomaten	130	0,05	0,03	0,5	23	0,5
Weißkohl (Weißkraut)	6	0,05	0,03	0,3	36	+
Wirsingkohl	5	0,05	0,05	0,2	32	1,8
Zwiebeln	5	0,03	0,03	0,2	8	0,2
Petersilie	735	0,10	0,20	0,8	100	1,1
Schnittlauch	50	0,15	0,15	0,6	47	.
Sauerkraut	3	0,05	0,05	0,2	20	+
Gemüsekonserven i. D.	53	0,10	0,05	0,6	9	+
Erbsen, grün (Konserven)	70	0,10	0,05	1,0	9	2,6
Tomatenketchup	105	0,07	0,07	1,1	13	.
Tomatenmark	210	0,10	0,06	1,5	9	.
Champignons	+	0,10	0,40	5,5	5	0,1
Pfifferlinge (Rehling)	+	0,01	0,15	4,0	2	+
Steinpilze	+	0,03	0,30	(3,9)	3	0,5
Steinpilze, getrocknet	.	.	.	.	.	.
Grüne Bohnen, getrocknet	250	0,50	0,40	3,4	24	0,5
Karotten, getrocknet	15 550	0,35	0,30	3,4	19	.
Kohl, getrocknet	55	0,40	0,35	2,5	189	.
Zwiebeln, getrocknet	45	0,25	0,20	1,1	42	.
Obst						
Äpfel	10	0,03	0,03	0,3	11*	0,5
Aprikosen	250	0,04	0,05	0,7	9	0,5
Birnen	15	0,05	0,03	0,2	5	0,4
Kirschen, süß	45	0,03	0,03	0,2	9	0,2
Pfirsiche	70	0,05	0,05	0,7	10	0,6
Pflaumen	25	0,05	0,05	0,5	6	0,8
Brombeeren	45	0,03	0,05	0,4	17	0,6
Erdbeeren	8	0,03	0,05	0,5	62	0,2
Hagebutten	.	.	.	.	813	.
Heidelbeeren	20	0,02	0,02	0,4	21	.

* Schwankungen von Sorte zu Sorte

Der genießbare Teil von 100 g eingekaufter Ware enthält . . .

Vitamine:

Lebensmittel	A µg	B_1 mg	B_2 mg	Nikotin-säure mg	C mg	E mg
Himbeeren	7	0,02	0,05	0,3	25	1,4
Johannisbeeren, rot	10	0,05	0,02	0,3	32	0,2
Johannisbeeren, schwarz	21	0,05	0,03	0,3	133	1,0
Preiselbeeren	4	0,01	0,02	.	12	.
Stachelbeeren	34	0,02	0,02	0,2	34	1,0
Weintrauben	5	0,05	0,03	0,2	4	.
Ananas	5	0,04	0,02	0,1	11	0,1
Apfelsinen, Orangen	11	0,06	0,03	0,2	36	0,2
Bananen	28	0,03	0,03	0,5	8	0,3
Pampelmusen	2	0,05	0,02	0,2	32	0,2
Zitronen	2	0,03	0,01	0,1	34	0,5
Erdnüsse, geröstet und geschält	22	0,60	0,10	16,4	+	16,4
Haselnüsse o. Sch.	2	0,40	0,20	1,4	3	11,8
Mandeln o. Sch.	20	0,20	0,60	4,2	1	13,3
Walnüsse o. Sch.	4	0,35	0,10	1,0	15	10,6
Trockenobst						
Trockenmischobst i. D.	210	0,10	0,10	1,5	9	.
Äpfel	.	0,10	0,10	0,8	12	.
Aprikosen	760	.	.	3,2	11	.
Feigen	9	0,10	0,10	1,1	.	.
Pflaumen	95	0,15	0,10	1,5	3	.
Rosinen	5	0,10	0,05	0,5	1	0,7
Obstkonserven i. D.	67	0,03	0,02	0,3	10	.
Apfelkompott	6	+	0,02	+	2	0,2
Obstsäfte						
Apfelsaft	8	0,02	0,03	0,03	1	+
Brombeersaft	85	0,05	.	+	5	.

Der genießbare Teil von 100 g eingekaufter Ware enthält ...

Vitamine:

Lebensmittel	A µg	B_1 mg	B_2 mg	Nikotinsäure mg	C mg	E mg
Grapefruitsaft in Dosen	2	0,03	0,02	0,2	35	.
Himbeersaft, gezuckert	10	0,05	.	.	25	.
Holundersaft	.	0,03	0,05	0,4	26	.
Johannisbeersaft, rot	4	+	+	.	6	.
Johannisbeersaft, schwarz	4	+	+	+	30	.
Orangensaft	10	0,01	0,30	0,3	54	0,2
Sanddornbeerensaft	.	.	.	.	266	.
Traubensaft	.	0,05	.	.	2	.
Zitronensaft	2	0,05	.	0,1	55	.
Alkoholische Getränke						
Weißwein, deutsche Lage	.	+	+	+	.	.
Rotwein, deutsche Lage	.	0,05	0,05	0,2	.	.
Vollbier, hell	.	+	0,05	0,7		.
Vollbier, dunkel	1	.	.	.		.
Malzbier, Malztrunk	.	.	.	.	.	.
Trinkbranntwein	.	.	.	.	.	.
Weinbrand	.	.	.	.	.	
Eierlikör	.	.	.	.	.	.

Sachregister

E

F

G

H

I

J

K